「十三五」国家重点图书出版规划项目

中医古籍名家点评丛书

总主编◎吴少祯

医学传灯

清·陈岐◎撰

黄斌◎点评

黄斯博 薄化君◎整理

中国健康传媒集团
中国医药科技出版社

图书在版编目（CIP）数据

医学传灯／（清）陈岐撰；黄斌点评 . —北京：中国医药科技出版社，2021.1

（中医古籍名家点评丛书）

ISBN 978-7-5214-2222-1

I . ①医… II . ①陈… ②黄… III . 中医临床-经验-中国-清代 IV . ①R249.49

中国版本图书馆 CIP 数据核字（2020）第 258809 号

美术编辑 陈君杞

版式设计 南博文化

出版 **中国健康传媒集团** | 中国医药科技出版社

地址 北京市海淀区文慧园北路甲 22 号

邮编 100082

电话 发行：010-62227427 邮购：010-62236938

网址 www.cmstp.com

规格 710×1000mm $\frac{1}{16}$

印张 6 $\frac{1}{4}$

字数 85 千字

版次 2021 年 1 月第 1 版

印次 2021 年 1 月第 1 次印刷

印刷 三河市万龙印装有限公司

经销 全国各地新华书店

书号 ISBN 978-7-5214-2222-1

定价 **19.00 元**

获取新书信息、投稿、为图书纠错，请扫码联系我们。

出版者的话

中医药是中国优秀传统文化的重要组成部分之一。中医药古籍中蕴藏着历代名家的思维智慧与实践经验。温故而知新，熟读精研中医古籍是当代中医继承、创新的基石。新中国成立以来，中医界对古籍整理工作十分重视，因此在经典、重点中医古籍的校勘注释，常用、实用中医古籍的遴选、整理等方面，成果斐然。这些工作在帮助读者精选版本、校准文字、读懂原文方面发挥了良好的作用。

习总书记指示，要"切实把中医药这一祖先留给我们的宝贵财富继承好、发展好、利用好"，从而对弘扬中医药学、更进一步继承利用好中医药古籍提出了更高的要求。为此我们策划组织了《中医古籍名家点评丛书》，试图在前人整理工作的基础上，通过名家点评的方式，更进一步凸显中医古代要籍的学术精华，为现代中医药的发展提供借鉴。

本丛书遴选历代名医名著百余种，分批出版。所收医药书多为传世、实用，且在校勘整理方面已比较成熟的中医古籍。其中包括常用经典著作、历代各科名著，以及古今临证、案头常备的中医读物。本丛书致力于将现有相关的最新研究成果集于一体，使之具备版本精良、校勘细致、内容实用、点评精深的特点。

参与点评的学者，多为对所点评古籍研究有素的专家。他们学验俱丰，或精于临床，或文献功底深厚，均熟谙该古籍所涉学术领域的整体状况，又对其书内容精要揣摩日久，多有心得。本丛书的"点评"，并非单一的内容提要、词语注释、串讲阐发，而是抓住书中的主旨精论、蕴含深义、疑惑谬误之处，予以点拨评议，或考证比勘，溯源寻流。由于点评学者各有专擅，因此点评的形式风格也或有不同。但其共同之点是有益于读者掌握、鉴识所论医籍或名家的学术精华，领会临床运用关键点，解疑破惑，举一反三，启迪后人，不断创新。

我们对中医药古籍点评工作还在不断探索之中，本丛书可能会有诸多不足之处，亟盼中医各科专家及广大读者给予批评指正。

中国医药科技出版社

2017年8月

余序

作为毕生研读整理、编纂古今中医临床文献的一员，前不久，我有幸看到张同君编审和全国诸多相关教授专家们合作编撰《中医古籍名家点评丛书》的部分样稿。感到他们在总体设计、精选医籍、订正校注，特别是名家点评等方面卓有建树，并能将这些名著和近现代相关研究成果予以提示说明，使古籍的整理探索深研，呈现了崭新的面貌。我认为这部丛书不但能让读者系统、全面地传承优秀文化，而且有利于加强对丛书所选名著学验主旨的认识。

在我国优秀、靓丽的文化中，岐黄医学的软实力十分强劲。特别是名著中的学术经验，是体现"医道"最关键的文字表述。

《礼记·中庸》说："道也者，不可须臾离也。"清代徽州名儒程瑶田说："文存则道存，道存则教存。"这部丛书在很大程度上，使医道和医教获得较为集中的"文存"。丛书的多位编集者在精选名著的基础上，着重"点评"，让读者认识到中医药学是我国优秀传统文化中的瑰宝，有利于读者在系统、全面的传承中，予以创新、发展。

清代名医程芝田在《医约》中曾说："百艺之中，惟医最难。"特别是在一万多种古籍中选取精品，有一定难度。但清代造诣精深的名医尤在泾在《医学读书记》中告诫读者说："盖未有不师古而有济于今者，亦未有言之无文而能行之远者。"这套丛书的"师古济今"十分昭著。中国医药科技出版社重视此编的刊行，使读者如获宝璐，今将上述感言以为序。

中国中医科学院

余瀛鳌

2017年8月

目录 | Contents

全书点评 ·· 1

自叙 ·· 1

卷 上 ·· 3

脾胃 ·· 3

伤风 ·· 6

中寒 ·· 10

暑热 ·· 13

暑厥 ·· 14

中暍 ·· 15

伏暑 ·· 16

疰夏 ·· 16

湿 ·· 18

燥 ·· 21

火症 ·· 22

风湿 ·· 25

风温 ·· 26

湿温 …………………………………………………………… 27

瘾疹 …………………………………………………………… 28

痛风 …………………………………………………………… 30

劳倦 …………………………………………………………… 31

痰火 …………………………………………………………… 32

咳嗽 …………………………………………………………… 33

齁喘 …………………………………………………………… 35

青筋 …………………………………………………………… 37

气怒 …………………………………………………………… 38

中恶 …………………………………………………………… 40

伤食 …………………………………………………………… 41

卷 下 …………………………………………………………… 43

伤酒 …………………………………………………………… 43

黄疸 …………………………………………………………… 45

积聚、癥瘕、痃癖、痞块 …………………………………… 48

癫狂 …………………………………………………………… 51

痫症 …………………………………………………………… 52

三消 …………………………………………………………… 53

霍乱 …………………………………………………………… 55

疟疾 …………………………………………………………… 57

痢疾 …………………………………………………………… 61

泄泻 …………………………………………………………… 66

疝气 …………………………………………………………… 69

脚气 …………………………………………………………… 73

痿症 …………………………………………………………… 75

方名索引 …………………………………………………… 78

全书点评 | ◎

　　《医学传灯》系清初医家陈岐所撰，仅分上、下两卷，论述 39 种常见内科杂病的证治，不仅融汇历代名医前贤之论述，而且结合个人临床体会，论证清晰，方药精当，颇切于临床实用。尤其是在医理的阐释方面，陈氏可谓下足功夫，对每个病症皆条分缕析，深入而浅出，言近而指远，追溯病机之源流，厘定治法之初终。该书在继承前人成就的基础上也有更多发挥，真正能将"以理思症，以症合理"落到实处，故而深受临床医生的青睐。

一、成书背景

　　清代初期是明亡后不久社会相对稳定、经济逐渐复苏、文化比较保守的时期。在医学方面仍以延续明代学术风格为主，鲜有创新发明之表现。金元时期医学争鸣，诸子各领风骚，对有明一代产生了极为深远的影响，而且一直延续到了清初，并未因朝代的更替而终止，反而有愈演愈烈之趋势。诚然，出身名阀的陈岐也不可避免地受到这种思潮的影响，从而在他的《医学传灯》中也刻上了深深的时代烙印。先辈云：熟读王叔和，不如见症多。虽然那时医生的地位并不高，但是，也无法阻挡一代代文人"不为良相，便为良医"的脚步。自古名医多磨难，久病成医非虚言。陈岐，字德求，具体生卒、籍贯不详。他出身名阀，但自幼体弱多病，稚年失怙，叠罹水患，不能专攻科举，为解决温饱之计，转而择术于医。他遍访名师，潜心攻读经典理论，矢志不渝地将毕生精力投身于临床实践，故最终成为当时享誉一方的名医。陈岐晚年总结自己 30 年来的临床心得，稿易十余次，终于汇集成《医学传灯》一书。

二、主要学术思想

1. 重视脾胃有阐发，比肩东垣堪传灯

陈氏继承和发展了李东垣脾胃学说，并提出了自己的独特见解。与其他医书不同的是，《医学传灯》开篇首论"脾胃"，言"人之有脾胃，犹地之有土也。万物生化丁上，而人之五脏六腑，大经小络，以及皮肉筋骨，无不资生于脾胃，一身之要物也"，将"脾胃"提到前所未有的高度，反映了陈氏重视脾胃的良苦用心。

陈氏强调脾胃的重要性，但也不忽略下焦肾和命门的地位，认为二者其实是互为倚重、相辅相成的关系。五行生克原一化，土无火则不能化，补火以生土是对脾肾之间密切关系的最好阐释。

叶氏提出甘凉柔润、滋养胃阴等学术主张，也修正了东垣刚燥温升、健运脾阳的偏颇，从而为胃阴学说奠定了理论基础。

2. 中规之学在乎师，求其能贯在乎我

无论从过去的师承还是今天的院校教育来看，学中医都不是一件轻而易举的事情，某些人所谓"只有成绩稍差的人才学中医"之说，更是不值一驳。一般来讲我们从书本和老师那里学到的只是规矩或法律条文一样的知识，与临床实际还有一定的距离阻隔。正如陈氏所言："其所获者，医学之规矩已耳，法律已耳，临症不无少隔。"能与人规矩，不能使人巧。孔子曰：吾道一以贯之。陈氏在学医的过程中逐渐明白这个道理："学道之功，始而求其中规，继而求其能贯也。

然中规之学在乎师，而能贯之功则在乎我。不博无以为约，不约无以为贯。"于是他发奋苦读，遍览群书，"上而神农、轩岐，张、朱、李、刘，下而《医统》《准绳》，薛氏之十六种，以及《指掌》《医鉴》，无不细加详阅"，最后终于学有所成。从陈氏所列读书清单来看，均为当时主流医学之代表作，也反映了当时医学的最高水平。然而，在陈氏眼里，也是"究之相同者多，互异者少"，宜遵者不过约略数言。他认为如果能将这些内容纂集成编，每日反复揣摩，慢慢理解其中隐而未发之义，由此进一步领悟其中医理玄奥则会更加容易。为什么说在学中医的过程中个人体悟非常重要，有的人读书虽多却总也不能入门？就是因为没有能够贯通医理，仅仅停留在中规之学的层面上。所以，学中医只知道一味刻苦攻读是远远不够的，还必须要掌握"能贯"的治学方法。纵观古今中医大家的学医经历，无一不是首先做到了"能贯"，最后才真正成就一番事业。李东垣、朱丹溪是这样贯通的，叶天士、徐灵胎、黄元御也莫不如此。

3. 以理思症先议病，以症合理后用药

先辈云：熟读王叔和，不如见症多。有一症，必有一症之理。《医宗金鉴》凡例云："医者书不熟则理不明，理不明则识不清。临证游移。漫无定见，药证不合，难以奏效。"陈氏则进一步提出："以理思症，以症合理，方敢下手调治。"他说的这个理就是医理，临证诊治必须用医理去推断病人的症状，只有症状合乎医理，才能下手开方调治。他深谙岐黄之道，处方不离仲景左右，尊古而不泥古，篇中论病议病切中肯綮，处方立法匠心独运，颇具喻嘉言《寓意草》之遗风。喻氏是江西新建人，早年在江西新建、靖安一带行医，名闻乡里，求治者甚众，生性好游历，以求师问道。后经钱谦益挽留，定居于江苏常熟，以医术专精而冠绝一时，平生致力于著书立说和教授生徒，其中最具代表性的是喻嘉言医学三书，即《尚论篇》《医门法律》和《寓意草》。喻氏认为，治病时必"先议病，后用药"，这是对辨证治论精神的最好诠释。而陈氏所提出的"以理思症，以症合理"，也正是暗合喻氏"先议病，后用药"的学术主张。所以，我们从陈氏的学术特点即可窥见喻氏对清代初期江苏地区医学发展所产生的深远影响。

譬如论火症："脏腑之中，火从何来？气之不得其平为之也。有实火、有虚火、有相火、有燥火、有湿热之火，又有郁火、猛烈之火、无名之火，皆不可以不察也。"将火症归结于气之不得其平，并能有如此的详辨细察，既体现了陈氏深厚的医学功底，又反映了他具有丰富的临床经验。在现代都市生活的快节奏下，区区一个火症该如何处置，不知难倒多少临床医生，尤其是刚出校门不久的年轻中医。正因为来自脏腑之中的火症乃因"气不得其平为之"，所以在治疗的时候就必须擦亮眼睛，搞清楚究竟是什么火，然后对症下药将其降伏。实火易治，往往一泻就了。虚火难消，误泻贻害无穷。临床上有一种大便久秘的病症，每次解出的却是稀溏便，陈氏认为这是因"热在肠胃之外故秘，湿在肠胃之中故溏"，宜用柴苓汤加黄柏、玄参之类，不可因其泄泻就不敢用寒凉药。他的这种学术观点对于当今临床也有重要的指导意义和启迪作用。

4. 融汇诸家萃其精，创新理论不拘泥

中医理论在传承发展的过程中，有时不可避免地会出现一些偏差，既不能有效指导临床，又以讹传讹，贻误后学。陈氏对此显然有很深刻的认识和体会，于是他在广泛涉猎诸家学说的基础上，结合临床实际情况进行适当的修正和整合，甚至大胆地提出自己的观点。这一点在今天看来也是难能可贵的。譬如关于燥的问题，陈氏明确指出："然而燥之一气，诸书从未辨明。即以《素问》之遗，亦言秋伤于虚。后代名医错出，并无一人改正其讹，所以疑误至今，用药鲜当也。"他阐发致燥之由，较胜于喻嘉言。燥专主于秋，立秋之后，犹是夏天余气，热中有湿，所以草木犹青。一到秋分，燥金司令，所起

之风，则全是一团燥烈之气。干而不润，是以无草不黄，无木不凋，人身应之，燥病生焉。他谆谆告诫后人："凡有身热咳嗽，内烦口干，一切百病，无不起于干燥。治当养血生津，不可妄投燥剂，戕人性命，极为要紧。"因此，燥令虽主于秋，凡久旱不雨，津液少者，亦生燥病，岂独主于秋乎！提示我们在临床上不可拘泥于秋燥之说，凡津液不足也会引起燥病，治当以养血生津为主，切不可妄用燥剂。

与传统看法不同的是，陈氏对于风湿的形成也提出了自己的观点："风湿者，先伤于湿，而后伤于风也。其症一身尽痛，比之伤寒身痛，殆有甚焉。因知其为风湿也。风从上受，湿从下受。殆至两相抟聚，注经络，流关节，渗骨体、躯壳之间，无处不到，是以无处不痛也。"先伤于湿而后伤于风，才最终形成了风湿。这都是各版教科书从未述及的独到见解，如果不是久经临床、勤于思辨者是很难提炼出这样的观点的。此外，他还根据湿邪在经、气滞不行、郁而成火的病理特点反复提醒我们："治风湿之法，固宜散风行湿，而清热利气之药，亦不可少。"在柴葛汤、加减柴陈汤、柴苓二妙汤三方中，陈氏运用黄芩、山栀、赤芍、黄柏、大黄等清热药，就是针对风湿郁而化火所设，而柴胡、半夏、枳壳、陈皮就是所谓利气药，主要是为了疏理被湿邪阻滞的气机，以便更好地祛除风湿。这些宝贵的用药经验对于当今临床治疗各种风湿痹证，仍有一定的借鉴和参考价值。

5. 处方用药循古制，加减化裁立新方

《医学传灯》共论述 39 种常见内科杂病的证治，不仅融汇历代医家学术经验，而且结合陈氏个人临床心得，有论有方，论证清晰，方药精当，颇切于临床实用。我们从陈氏所收录的数百首处方来看，他非常遵循古中医的传统，凡能用经方名方者都会尽量使用，但是，对于某些寒虚实热错杂的疑难杂病，他往往会进行加减化裁之后再创立新方，其自拟经验方之多，涉及病症范围之广，也成为本书的一大特点。中医从来都不缺侃侃而谈的理论家，在读过历代医家著作之后，

大家总有一种似曾相识的感觉，而像陈氏这样既有理论水平，又有看病本领的医家其实并不太多。因为他们平时的临证诊务繁忙，根本无暇或者不屑去著书立说，也不必像今人那样去宣传自己，更无升职称要文章之说。

陈氏精于岐黄之术，活人无数，他总结自己毕生的临床经验和体会，为后世留下了许多宝贵的自拟验方，如滋阴健脾汤、养血健脾汤、六君健脾汤、宁嗽健脾汤、香薷散暑汤、香薷六君子汤等。他把自己对经典的领悟落实到临床应用，组方用药也是信手拈来，举重若轻，既有理有据，又易学易记，这种严谨的治学态度值得我们学习。也许他对中医理论的发展贡献并不大，但是，仅仅就其加减化裁创立的一些新方而言，就足以令他垂范后学，傲视医林。

综上所述，《医学传灯》的学术思想主要体现在重视脾胃、学贵贯通、以理思症、创新理论和自拟验方等5个方面，如果当时能够及时刊刻出版，对于中医学理论和临床都会产生重要的影响和促进作用。可惜历史没有选择陈德求，使他错失了一次名垂青史的机会。作为一位学验俱丰的临床医生，陈氏在历经了几十年的临床磨砺之后，肯定也积累了许多临床经验和治学体会，这些都是值得后人进一步学习和借鉴的。

三、学习要点

《医学传灯》是一部以内科杂病为主的临床著作。作者陈岐为人比较低调，门下弟子又无显达者，除了《医学传灯》之外亦无其他著述。由于该书并未正式刊刻，仅有手抄本存世，故其学术影响并不大，在浩如烟海的古医籍中几乎被淹没，以至于后世绝大多数人连他的名字都不知道，更遑论其学术成就了，而且相关研究几乎也是空白。幸有裴庆生慧眼拾贝，发现一部留有程林（云来）按语的手抄本存世，于是将其纳入《珍本医书集成》之中，为后人打开了窥其真容的一扇窗户。

本次对《医学传灯》的点评系以上海医学会藏原抄本为底本，采用标准简体字加新式标点符号，对于底本错别字、异体字、通假字、俗字一律予以改正，并尽量出注说明，力求符合历史原貌。此外，凡遇生僻难懂的字词或药名，均亦出注加以解释或说明。由于版式由竖排改为横排，故凡原书之"右""左"字均一律径改为"上""下"字。由于种种原因，该书当时并未正式刊刻出版，仅有原抄本存世，所以流传不广、影响也不大。一个偶然的机会，原抄本流落至程林（字云来）手中，被视作珍品而收藏。其先叔祖程敬通为安徽名医，程云来幼承家学，博搜深研医籍，对《医学传灯》的评价甚高："阐明立方之旨，洞若观火。"于是，他在书中也即兴写下了许多有价值的按语或批注。为了忠实于原抄本的历史真貌，本次点评对这些按语均作保留（仅加上句读，字体与正文不同而已），让我们能穿越历史的时空隧道，读一书而体味到两个不同医家的学术风格和心路历程。

1. 基于以上，本书体例结构有其独到之处，所以，我们在学习的过程中需要注意区分出来。尽管程云来的按语大多都是点睛之笔，而且非常赞赏陈氏的学术见解，但丁是丁卯是卯，两个人的文字还是不能混为一谈，尤其是程氏精心所作之批注，值得细细玩味，慢慢咀嚼。

2. 书名曰"传灯"，即有传承岐黄之学，犹如指路明灯之意。陈氏秉承"不博无以为约，不约无以为贯"的宗旨，在继承前人成就的基础上也有更多发挥，真正能将"以理思症，以症合理"落到实处，因此，我们学习本书时要特别留意借鉴他的治学方法，认真领会其辨治思路和用药特点。

3. 陈氏在书中对于一些疑难杂症，往往稍作加减化裁之后再创立新方，其自拟新方之多，涉及病症之广，也成为本书的一大特点。他在自叙坦言："有一症，必有一症之理。以理思症，以症合理，方敢下手调治。"我们在学习的过程中更要注意，不可马虎，一带而过，必须反复推敲其加减化裁的原理，融会贯通其组方用药的思路。

4. 由于历史条件和个人眼界的局限，书中内容难免存在一些观点偏激或牵强附会之处，虽殷殷之情，初心可鉴，但不一定完全正确，希望读者能以批判的眼光审视，吸收精华，剔除糟粕！

不求点评名天下，但愿《传灯》有人知。唯有如此，则岐黄之术才能代代相传，中医临床方可发扬光大，继续造福民众。

赞曰：书如烟海有《传灯》，以理思症贵能贯。

水能化物汇诸家，以症合理创新方。

黄斌
2020 年 5 月

自叙 ◉

　　医者，意也。以我之意，揣病之情，始终洞悉，然后可以为医。但天下之意，有有本之意，有无本之意。无本者，师心自用，未尝有所闻见，妄而不可为训也。有本者，得之师资，鉴之往昔。论一症，订一方，皆有上下千古之识，不敢以己意为臆逆也。然而，凡①此亦甚难矣。晋朝以前，司是术者，类皆缙绅先生。苦心济世，精言微论，卓有可观。后世用为糊口之术，文人学士，概不与焉。脉理方论，已自不工，而又当兵火之后，医经残缺，凑合成书。其中虽有可采之说，精奥难解，不可从者十之六七。若非临症参考，将何去而何从乎！

　　予不敏，忝生名阀，当以书香为急。不幸稚年失怙，叠罹水患，不能沉心于举业。一生虚度，何以告无罪于祖宗。然而择术于医，固为温饱之计，而删述纂修之功，固当亦有责焉。于是访投明师，讲习数年。其所获者，医学之规矩已耳，法律已耳，临症不无少隔。因思孟子有云：大匠诲人。能与人规矩，不能使人巧。孔子曰：吾道一以贯之。是知学道之功，始而求其中规，继而求其能贯也。然中规之学

---

　　① 凡：原抄本作"幾"（几），据文义改。

在乎师，而能贯之功则在乎我。不博无以为约，不约无以为贯。遍览群书，上而神农、轩岐，张、朱、李、刘，下而《医统》《准绳》，薛氏之十六种，以及《指掌》《医鉴》，无不细加详阅。究之相同者多，互异者少。宜遵者不过约略数言，纂集成编，尽可塞责其中隐而未发之义。因此悟彼之妙，犹未之知也。

先辈云：熟读王叔和，不如见症多。三十年来，阅历既烦，有一症，必有一症之理。以理思症，以症合理，方敢下手调治。又于今医之中，一长可取者，虚心访问，一一笔诸笥中。悠而游焉，渐积而久焉。古今之妙义，始得融会于吾心。不揣庸陋，妄蹈作述之咎。更订十数余次，苦志成书。将古今奥妙，深入而浅出，言近而诣远。高才视之，鲜不以为迂。然而病机之源流，治法之初终，俱莫遁乎是矣。非敢曰医囊无底，可于是集而大备也。但理路既明，由此扩而充之。其入于精微之地，岂有他哉。

予之气禀甚怯，天鉴下民，加我数年，再将《伤寒》《女科》《素》《难》《本草》终其注释之事，则天祖之生我不虚耳。斯道之行废，又何足论乎！

时康熙庚辰菊月尚友斋陈岐德求氏自识

脾胃

人之有脾胃，犹地之有土也。万物生化于土，而人之五脏六腑，大经小络，以及皮肉筋骨，无不资生于脾胃，一身之要物也。盖命门真火，乃父之精气，附于两肾之间。未有此身，先有此气。出于天成，不假人为，所以谓之先天。若夫脾胃之气，饮食五味，变生五气，以奉生身，全借人为，后天之气也。饮食虽能养人，亦能害人。欲求长生者，全要饮食节制，为却病之良方。饮食之所以养人者，原取其气，不取其味。因谷味甘淡，故假五味以引之，然亦不可偏嗜。辛味归肺，肺盛则金来克木，肝血不生。甘味归脾，脾盛则土来克水，肾精消散。苦味归心，心盛则火来克金，肺气虚耗。酸味归肝，肝盛则木来克土，脾气亏损。咸味归肾，肾盛则水来克火，心血不足。今人烹炮一物，必备五味，全是不欲偏胜之意。惟肾水多有不足，故咸物独多，然亦不可偏胜也。云来按：若味过于辛，且能伤肺，耗气损阴；味过于甘，且能壅气，生痰满中；味过于苦，且能伤脾胃而动燥火；味过于酸，且能挛筋槁骨，枯肌伤肺；味过于咸，且能伤血损肺。再评此按，发原本所未发。

每日饭食，只宜八分，不可尽量。凡遇外有茶水，家食即当减去一次。每见恣意饮食之人，非不节制，一至食当其前，不觉食指之欲动。此嗜欲之性，人所不自禁者也。百病之因，俱由饮食伤脾而起，吾辈终岁用药，补益者少，消导者不计其数，宁非嗜欲之自戕乎！日进饮食，必须碎咬细唼，徐徐咽下，方不伤脾。食后慢行百步，用手搓磨其腹，庶几饮食可消。最忌食后就寝，耳无所闻，脾即不磨，肺气又不为之四布，惟有郁结成病而已。至于夜食尤当摒绝。自平旦以至日中，卫气行阳二十五度，饮食易消。日中以至合夜，卫气行阴二十五度，饮食难消。释教过午不食，其亦卫生之大则欤。更有病后虚人，元气未复，脾气不能胜谷气。只须白粥调理，扶助元气。肥甘硬物，不但不能消化，且增其病，不可不察也。平日调理丸药，宜用滋阴健脾丸。盖肾主藏精，其所以生精生血者，全赖饮食生化，而输归于肾。脾胃一强，精血自足。张洁古云：补肾不如补脾。旨哉言乎！六味地黄丸一方，其性孤阴，但可降火，不能生精。苟非阴虚有火者，必以健脾为主治也。脾胃虽能化物，而其所以化物者，实是下焦水火二气。命门火衰，釜底无薪，其何能熟！古方理中汤、八味地黄丸，皆知补火以生土也。至若水亏不能化物者，诸书毫未之及。肾司五液，入脾为涎。肾家阴虚有火，津液不足，脾土干燥，健运何施？予用归、芍、门冬加入楂、曲等药，无不应也。然脾胃虽为要物，而先天命门又为一身之至宝。节房欲，慎劳苦，戒远行，其亦保养先天之一法欤。

滋阴健脾丸

人参二两　麦冬三两　五味一两　白术三两　白茯苓①二两　甘草一两山药三两　石斛一两　陈皮一两　山楂三两

古方健脾丸，乃纯阳之品，脾虚有寒者宜之。若中宫有火，不能

---

① 苓：原抄本脱，据医理加。下同。

化物者，此方极妙。

益气健脾汤

人参　白术　白茯苓　甘草　陈皮　半夏　山楂　神曲　苡仁　泽泻

正气虚，饮食少，当以补药为君，消食为佐。若饮食多者，又以消食为君，补药为佐也。症非泄泻下痢，宜加当归。气虚甚者，加黄芪、炮姜。滞重者加厚朴。

养血健脾汤

当归　白芍　麦冬　山楂　神曲　陈皮　泽泻　白茯苓　苡仁桔梗

滞重加厚朴。

新增戊癸汤

破故纸①　人参　茯苓　鸡内金　生姜　菟丝子　白术　甘草沙苑子　大枣

新增消食健脾丸

枳实　白术　山楂　人参　神曲　鸡内金　麦芽　连翘

[**点评**]《脾胃论》是金元名医李杲的扛鼎之作，东垣先生也因此成为补土派的开山鼻祖，引领风骚数百年而经久不衰。补土派对明清时期医家思想影响极为深远，治病重视脾胃成为众多医家的共识。陈氏继承了李东垣脾胃学说，也提出了自己的一些见解。特别值得一提的是，他开篇首论"脾胃"而非病症，这种别开生面的体例，直接将"脾胃"提到了前所未有的高度，反映了其重视脾胃的良苦用心。他说："脾胃一强，精血自足。张洁古云：补肾不如补脾。

----

① 破故纸：即补骨脂。下同。

旨哉言乎！"作为后天之本的脾胃，其重要性毋庸赘言。然脾胃虽为要物，而先天命门又为一身之至宝。陈氏认为六味地黄丸是滋阴降火的补肾良方："其性孤阴，但可降火，不能生精。苟非阴虚有火者，必以健脾为主治也。"临床上对于一些并非阴虚有火的肾虚之人，就不能用六味地黄丸补肾，而必须以健脾为主，此即古贤所谓"补肾不如补脾"之由来。虽然陈氏十分强调脾胃的重要性，但是他也并不忽视下焦命门的地位，认为二者其实是互为倚重、相辅相成的关系。他说："脾胃虽能化物，而其所以化物者，实是下焦水火二气。命门火衰，釜底无薪，其何能熟！古方理中汤、八味地黄丸，皆知补火以生土也。"五行生克原一化，土无火则不能化，补火以生土就是对脾胃之间密切关系的最好阐述。此外，陈氏对于脾胃健运也提出了自己独到的分析："至若水亏不能化物者，诸书毫未之及。肾司五液，入脾为涎。肾家阴虚有火，津液不足，脾土干燥，健运何施？予用归、芍、门冬加入楂、曲等药，无不应也。"其中由他首次提出的"水亏不能化物"的观点，也被后来温病学派代表人物叶天士、王孟英、吴鞠通等广泛采纳。此外，节房欲、慎劳苦、戒远行，也是保养先天的方法。最后，他还进一步指出："饮食虽能养人，亦能害人。欲求长生者，全要饮食节制，为却病之良方。"纵观历代医籍之卷目篇名的设置，以"脾胃"作为篇首者，陈德求可谓第一人也。

伤风

风为阳邪，只伤三阳，不传三阴。由太阳而阳明，由阳明而少阳，亦有首尾只在一经者。非若伤寒之传三阴也。肺为华盖，内通膀脱，而为气之主。所以太阳伤风，则肺亦咳。凡浑身酸痛，咽干眼胀，或鼻之两旁迎香穴痛，不必咳嗽，汗出然后为风也。治分有汗、无汗，无汗为感冒，有汗为伤风。伤风之脉，浮细而缓，或前小后大。人身之中有卫气、有荣气①，荣深而卫浅。风但伤卫，所以不可发表。发之则汗多亡阳，或津液亏损，变生坏症。宜用参苏饮，微解其肌。仲景用稀粥以助汗者，因解肌之药不能达表，故与粥以助之。若腹中有滞，此法又不宜用矣。解散之后，身热咳嗽者，此中伏有妙义。经云：外邪之入，必与内邪相合。伤风之人，平日有痰有火。火熏皮毛，腠理不密。风从火势，火借风威，互相鼓煽。不去其痰，屡痊屡发无有已也。此痰伏于肺胃之间，胶黏固结，非半夏不可除。宜用苏杏二陈汤，内有杏仁油以润之，金沸草咸以软之，庶几痰消而火降也。如耳中气闭，咳嗽口苦，邪传少阳胆经。宜用柴陈汤，亦加杏仁、金沸草之类，不可过用发散也。三阳既尽，咳嗽宜愈。每见伤风久嗽不止者，其故何耶？真阴素虚，咳久伤气，肺叶不收，不治多成痨怯。宜用加味地黄汤，敛而降之。若脉来细缓无力，或洪大无力者，中气大虚，土不生金。宜用加减补中汤，固其元气。曾见伤风气虚，随治随作，后至气脱而死。病症虽小，亦可畏也。

伤风汗多者，卫气不固，风邪袭入荣中，以致四肢微冷，冷汗多出，脉来沉细如丝。宜用桂枝芍药汤，倍加黄芪。若脉来洪大无力，身热汗出者，元气犹未大伤，但用桂枝汤可也。

伤风面肿者，咳嗽气急，脉多沉弦。风邪从呼吸而入，客于肺管，肺叶胀大不收，失其降下之令，气逆于头面而为肿也，甚则上身俱肿。医者不识，呼为水肿，误人多矣，宜用芎苏散散之。咳血者，宜用茯

---

① 荣气：即营气。

苓补心汤治之。肺逆失降而为肤肿，且肺主皮毛故也，岂可误为水哉？

无汗伤风者谓之感冒。因有咳嗽邪气，留连三阳，不传三阴，所以较伤寒为轻也。但当禁其饮食，与伤风不同，宜用芎苏散或人参败毒散治之。其中在经在腑，悉从伤寒调治，无二法也。

参苏饮

陈皮　半夏　白茯苓　甘草　桔梗　枳壳　前胡　木香　紫苏
葛根　人参

风盛则气壅，气壅故痰聚。是方多用顺气之品。可见伤风以利气为第一义矣。医者须识此意。咳嗽声哑者，宜加黄芩。按：黄芩宜用枯者，取轻清之义。原本未分晰，特重订正。

苏杏二陈汤

陈皮　半夏　白茯苓　甘草　枳壳　桔梗　紫苏　杏仁　金沸草
桑皮

此方顺气化痰，于理是矣。而又用紫苏者，以其余邪未尽也。胸不宽加厚朴。按：方中金沸草宜绢包，不尔，有毛射入肺而咳甚矣。

加味柴陈汤

柴胡　黄芩　半夏　甘草　陈皮　白茯苓　枳壳　杏仁　金沸草

加味地黄汤

熟地　山药　白茯苓　山萸　丹皮　泽泻　麦冬　五味　乌梅

加减益气汤

人参　白术　甘草　黄芪　当归　陈皮　麦冬　五味子

桂枝汤

桂枝三钱　白芍生用，三钱　甘草二钱　　大枣三枚　浮小①麦一撮

---

① 小：原抄本脱，据医理补。

气虚脉细加黄芪。

茯苓补心汤

陈皮　半夏　白茯苓　甘草　枳壳　桔梗　前胡　紫苏　干葛
当归　川芎　白芍　熟地

按：万不可用以滋阴腻膈，遏伏外邪，当辨外风之有无，是为
至要。

此即参苏饮合四物汤是也。参苏一倍，四物汤原是两倍，不可轻
重失伦。咳血者，忌半夏，以花粉代之，川芎亦当议去。按：审邪正
而用药，如正虚邪重当用参苏饮二倍，四物汤一倍。医贵变通而化裁
之，岂可执一以误人哉！

芎苏散

紫苏　干葛　柴胡　川芎　陈皮　半夏　白茯苓　甘草　枳壳
桔梗

【点评】"感冒"现在大家都不陌生，然而在绝大多数中医典
籍里并没有关于这个词的记载，那么它的出处是哪里呢？其实
"感冒"在中医里面原本是叫"伤风"，大多发生在春季和冬季，
是由风邪侵袭人体引起的常见外感热病。伤风，又称普通感冒
（common cold），也包括急性上呼吸道感染、急性鼻咽炎，主要
原发于鼻腔，但也可能进犯喉咙以及鼻窦。症状一般于暴露病原
后两天内开始出现，包含咳嗽、喉咙痛、流鼻涕、打喷嚏、头
痛、发热等。大部分症状通常在 7 ~ 10 天会缓解，但某些症状可
能会持续 3 个星期以上。一个小小的伤风感冒，搞不好也要出
人命的。作为古今临床最常见的病症，历代医家对它都非常重
视，陈德求自然也不例外，而且颇有独到之体会："风但伤卫，

所以不可发表。发之则汗多亡阳，或津液亏损，变生坏症。宜用参苏饮，微解其肌。"也就是说，对付一个普通感冒根本就没必要大动干戈，只需微解肌即可。陈氏推崇用参苏饮治伤风，体现了中医治病因势利导的思维方式。他的方解思路十分清晰："风盛则气壅，气壅故痰聚。是方多用顺气之品。可见伤风以利气为第一义矣。医者须识此意。"倡导伤风以利气为第一义，对后世不无启迪。

中寒

中寒者，寒邪不从阳经传入，直中阴经，故曰中寒。其症有轻有重。重者脉来沉微，一息三至，腹痛唇青，四肢厥冷。此因先有房事，胃气衰微，口食寒物，鼻吸冷气，中宫不能担当，直入少阴肾脏。气冷而血不流，顷刻死矣。治是症者，只以回阳为主。虽有他症，不必兼治。宜用附子理中汤，大剂救之。此症有兼自利无脉者，生气已绝，似不可治。然寒极则伏，生机尚存一线，当以前药浸冷与之，一周时许，自然脉出而解。盖厥利无脉，阴盛格阳，热药入口，格绝而不入。惟以前药冷服，直达病所，自无格拒之患。《内经》所谓"寒因寒用"者是也。但脉出之时，又要徐徐浮大，不宜暴出，暴出则气从外脱，非其所宜。故仲景云：微续者生，暴出者死。旨哉言乎！又云：下利清谷，里寒外热，面赤烦躁，其脉即出者愈。似与前说相背。不知前症无热，故脉不宜暴出。此症热浮于外，全要脉之速出。阳通于阴，豁然解矣。阴症如此变幻，奈何不体古训，执一方以司人命耶！最可笑者，庸工动用吴萸，以为其性大热，可以回阳。不知吴萸气热而味大辛。辛能散气，阳未回而气已脱。较之挺刃杀人，特一间耳。至若舌卷囊缩，自汗多出，断致不起，里寒阴症，古言之矣。又有非时暴寒，从口鼻而入，或食生冷凉物，以致呕吐痰水，微寒微热，甚则昏晕不醒，二便皆遗，亦名中寒，诸家未之详也。盖里寒阴症，先因欲事伤肾，先天命门真火，不可守邪，故令外邪斩关而入。此则胃气虚衰，不能胜寒，命门全然无恙，故可一温而愈。脉虽沉细，一息四至，与前之三至者不同。宜用香砂六君子汤，少加炮姜为妙。切不可兼用辛散之药。患是症者，又有轻重。轻者脉来洪缓，按之无力。寒为标而热为本，先用香砂六君子汤，止其吐逆。后以杏仁、玄明粉，加入柴陈剂中，无不获痊。重者脉沉细缓，香砂六君子为丸。久服桂附八味丸，亦不可少也。

按：辛能散气，吴萸味辛，故不可妄用。以及寒为标热为本，始用香砂六君子汤以止呕逆，继用杏仁、明粉①加柴陈之治。皆历练见道之言，尤宜三复，勿失。

附子理中汤

人参　白术　炮姜　甘草　肉桂　附子　黄芪

桂、附、炮姜，俱为热药，但炮姜温肺之功居多，肉桂温脾之功居多，附子温肾之功居多。里寒症重，故三味合用也。有汗宜加五味，自利宜加茯苓。更加丹参为妙，以其活血故也。

灸法

用葱一大把。以带轻束，切去两头，留白二寸。以一面熨热置于脐上。用熨斗盛炭火葱上熨之，取其热气从脐入腹。甚者连熨二

---

①　明粉：即玄明粉。

三饼。

香砂六君子汤

陈皮　半夏　白茯苓　甘草　白术　人参　香附　砂仁　藿香　炮姜

中寒多有胸中不宽，宜加厚朴。若滞重者，宜去参术。

按：随机应变，智者之能事，岂可执一以误人哉！

【点评】关于中寒一证，《伤寒论》早有具体阐述，后世医家也每有述及，如日本学者丹波元胤《中寒论辨证广注》专将中寒另分一门，发明仲景奥旨："中寒、伤寒，截然两途。仲景论中溷杂而未及辨，以致后世之医，阴阳不明，寒热错治，其害大矣。愚以中寒者，其证内外皆寒而多虚。伤寒者，其证外寒内热而多实。又中寒之寒真，伤寒之寒假。伤寒有传变，其势稍缓。中寒每直入，其势最急。丹溪云'治之稍迟，去生甚速'，指中寒也。愚因就六经篇原文，摘其中寒论例，悉为解释，俾学人皆知中寒之证，与伤寒迥别，得此书而自无误治云尔。"按照中医传统的观点，引发中寒的原因无外乎两点：其一是寒邪所中，平素阳气不足，突然遭到寒邪侵袭，出现四肢厥冷，六脉沉细或迟紧等症状；其二指中焦虚寒，由于阳气不足，脾胃功能衰退，出现腹痛喜按，畏寒肢冷，口淡泛恶，食少便溏等症状。然而陈氏的解释似乎更加直白一些："中寒者，寒邪不从阳经传入，直中阴经，故曰中寒。"他治中寒首选的附子理中汤出自《三因极一病证方论》卷二，有补虚回阳、温中散寒之效。主治五脏中寒，口噤，四肢强直，失音不语。陈氏在原方基础上另加了黄芪、肉桂，并进一步指出："桂、附、炮姜，俱为热药，但炮姜温肺之功居多，肉桂温脾之功居多，附子温肾之功居多。"其加减法清晰明了，可供临床借鉴。此外，文中程氏两处按语亦属点睛之笔，颇能启迪后学。做一个好中医的确须要有大智慧，要有随机应变的能力，不能墨守成规。

暑热

天之六气，春主厥阴风木，秋主阳明燥金，冬主太阳寒水，各行其政。惟夏至以后，秋分以前，少阳相火，少阴君火，三气合行其事。是以天本热也，而益以日之暑。日本烈也，而载以地之湿。三气交动，时分时合。其分也，以风动于中，胜湿解蒸，不觉其苦。其合也，天之热气下，地之湿气上，人在气交之中，受其炎蒸，无隙可避，多有体倦神昏，肌肤痱起，胸膺痤出，头面疖生者矣。当此之时，元气浮于肌表，内存者少，所以多有饮食不消，而成霍乱吐泻，胸膈不宽诸症。善养生者，宜节饮食，薄滋味，为却病之良方。至于生冷瓜果，尤宜节制。西瓜虽能解热，食之亦必有时。即如巳时申时，离饮食已远，新谷未进，食之毫不为殃。若饮食甫离，继以瓜果，势必冷热相抟①，酿成诸病也。《内经》曰：脉虚身热，得之伤暑。《甲乙经》曰：热伤气而不伤形。所以脉虚者是也。仲景分之为四：弦细芤迟，皆为暑脉。总是元气虚衰之象。若《难经》所谓洪大而散者，乃心之本脉，不可以言暑也。洁古云：静而得之为中暑，动而得之为中热。此句最当领会。中暑者阴症也。凡乘凉于高堂大厦，

---

① 抟(tuán 团)：汇合在一起。

水阁冷亭，表受寒邪，周身阳气不得发越，以致头痛恶寒，身体拘急，脉来浮数滑大，即为夏月伤寒，宜以寒法治之。若脉来细缓无力，方为中暑，宜用香薷①散暑汤。至于口食生冷，停滞饮食者，治分阴阳二候。内热脉数，宜用柴胡化滞汤。脉沉细缓，宜用厚朴温中汤。香薷、藿香以之为君，一则发散阴暑，一则发越脾气。脾气宣行，积滞方得下降，不独治暑然也。但脉缓者可用，脉数者不宜。若夫中热之症，行人农夫，日中劳役，或隘巷小房，无处乘凉，口鼻吸入热气，以致身体大热，昏晕欲死，脉沉细数者，宜用辰砂六一散，或柴胡芍药汤之类，不可妄投热药。大抵肥人多湿，最易召热，不能避身之湿，即不能避天之热。六一散能驱湿热，从小便而出。古人用之解暑有自来矣。若瘦弱无湿之人，津液为时令所耗，当用柴胡芍药汤、藜汁蔗浆之类，充其津液。若用辰砂六一散，妄利小水，竭其下泉，枯槁立至。其有中热之人，脉洪盛而不虚弱者，此天禀之厚，暑热客于肌肉，未得深入经络，身虽燥热，毫无倦怠。宜用竹叶石膏汤、黄连解毒汤之类，不可与脉虚者，同归一治也。

暑厥

夏月猝然僵仆，昏不知人，谓之暑厥。当分阴阳二症。阳症脉来洪数无力，身热汗出，谓之阳厥。此因暑食伤脾，食多而热亦多。宜用连芍调中汤或辰砂六一散，先治其热。俟其人事清白，再看食之多

---

① 薷：原抄本作"茹"，据药名改。

寡调治。昔云中暑不得用冷，得冷则死。原为中暑者说，非为中热者言也。今人一遇热症，动引此说，总由未明中暑、中热之理也。至于脉来沉细无力，肌肤不热，曾食生冷瓜果，谓之寒厥。夏月元气发散在外，腹中空虚，又遇生冷伤脾，冰伏其食，气闭不通。宜用厚朴温中汤，不可遽补。如遇汗多身冷，方可以香砂理中汤治之。诸书言此，不分阴阳二候，混言风暑，误用升散，害人不浅也。又有老人虚人，夏月中痰，多类暑厥。但中痰之人，身温不冷，又无大热，口角流涎，以此为别也。

按：厥分寒热，发前人所未发，学人尤当细心研究，庶免草率，误人生命。要在审症精详，然后用药，自无他歧之惑也。

中暍

中暍者，口渴喜饮是也。其人洒洒恶寒，渐渐发热，全似伤寒，但伤寒脉来洪大，暍症脉来细数，于此可别。中暍亦有洪大者，其症初起即渴，与伤寒之久病作渴者不同。肥盛之人，可用六一散清之，使热从小便而去，不致伤损津液。若身体黑瘦之人，精血为时令所耗，又以利小便为戒，宜用柴胡芍药汤，生津止渴，奇妙无穷。

按：中暍与伤寒同，脉来洪大者伤寒，细数为中暍。几微之辨，间不容发，要在细心讨论而自得之。

伏暑

暑热发于季夏，此其常也，亦有伏藏日久，留于少阳胸胁部分，以致微寒微热，恶心自汗，小便短少，脉来沉弦细数，即其候也。宜用香薷六君子汤。若脉不甚虚者，去参、术，名香薷二陈汤。

疰①夏

立夏之后，四肢酸软，困倦喜卧，饮食少进，名为疰夏。秋冬则精神如故，说者皆云脾虚，合用资生丸、补中益气汤矣。但脉沉细缓，脾肺无热者，可用此药补之。若脉来沉细又带微数，往往不受参术，其奈之何。试看《脾胃论》中，脾偏于阳，无阴以济之，亦不能化物。故湿热之气乘于四肢，令人筋痿无力，宜用养血健脾汤。则注夏之脾虚有热者，亦当仿此施治矣。其中多用酸收，方为合法。夏月元气浮散在表，又以汗而大泄，不加酸收，则浮散者不止。孙真人云：暑月多服五味，令人气力涌出。厥有旨哉。

按：脾受湿热熏蒸，故四肢倦怠乏力，用酸收以敛浮越之阴，然必审无外邪，方可用之。

香薷散暑汤

香薷　厚朴　甘草　藿香　柴胡　陈皮　杏仁　半夏

---

① 疰：原抄本作"主"，据医理改。

香薷原利小便，何以又能发散？以其味辛而淡，辛者先走表分，淡者乃入膀胱，所以又能散暑也。佐以藿香、柴胡走表更速。暑邪在经，必有痰滞留结，故用杏、朴、半夏。但脉缓无热者宜之，有热者勿服。阐明立方之旨，洞若观火。

柴胡化滞汤方见食门。

厚朴温中汤

厚朴　杏仁　半夏　枳壳　桔梗　炮姜　甘草　藿香　香薷　陈皮

此方易晓。

辰砂六一散

辰砂研细水飞，五钱　　滑石磨碎水飞，六两　　粉草煎膏拌晒，一两

六一散有辰砂，能引甘滑之凉，先入心经，使热与湿俱解。无朱砂者，但能利湿，不能解热，以其无向导之兵也。按：此方旨用药之理，固已开发，尚有未尽者，如其人肝阳素旺，外袭暑风，必加青黛以清之，抑肝清肺。少加薄荷之辛，辛能散，凉能清，故前人有碧玉、鸡苏之名，而曲尽其妙用也。

柴胡芍药汤

柴胡　黄芩　花粉　甘草　麦冬　白芍　知母　黄连

竹叶石膏汤

黄连解毒汤俱见火门。

连芍调中汤

枳壳　厚朴　山楂　泽泻　陈皮　桔梗　白芍　黄芩　黄连　甘草

此方因其胸中不宽，又兼中热，故用此方。若有热无食，宜用柴胡芍药汤。暑月发厥，阴厥者多，阳厥者少。身不热，脉不数者，不

可浪投。

香薷六君子汤

人参　白术　白茯苓　甘草　陈皮　半夏　香薷　山栀　黄连　赤芍

此方用六君子以祛痰益脾肺，使正气旺则客邪易逐矣。值时当炎暑，热蒸于外，湿蕴于中，故用栀、连以清里，薷、芍以解表和荣。惟脉洪数，尤宜慎审，未可浪投。按：此亦扶正逐邪之法。

【点评】暑热、暑厥、中暍、伏暑、疰夏，皆为夏天常见之病症，其名称不同，临床表现各异。暑为阳邪，易伤津液。一旦感受暑邪而发病，若辨识不清，或处置不当，常变生他证。香薷乃夏月解表之药，如冬月之麻黄。李时珍在《本草纲目》中对香薷治暑病曾做过高度评价："世医治暑病以香薷饮为首药"。称其"发越阳气"，亦缘自临床应用之检验。香薷散暑汤、香薷六君子汤是陈氏根据自己多年的临床经验创制的新方，从这两个方名即可看出他对香薷的情有独钟。在没有空调的年代，盛夏时节肥胖人士是最难熬过的："肥人多湿，最易召热，不能避身之湿，即不能避天之热"。所以治暑病总不离化湿之法，亦合乎天人相应原则。

湿

湿之为病，散见各门。此将湿之原委，逐一讲贯，治之方不谬也。有自外而伤者，有自内而中者。从外而伤者，即如冒雨而行，雾露而处，冷水灌汗，湿从上受也。若涉水履冰，当风洗足，坐卧湿地，湿从下受也。初起湿邪在经，未郁为热，但觉骨中冷痛，或皮肉微肿，微微恶寒，其脉细缓而不洪数。可知其为寒湿也，俱用人参败毒散加减。湿留日久，壅遏本身正气，即成湿热，脉多洪缓数大，向之细缓者，今则乌有矣。但看上下部分，红肿酸痛，恶寒发热者，知其为湿热也。虽宜解表，但可用辛凉，不宜用辛温，如柴葛二妙汤，上下俱可着用。如寒热已退，红肿不消，宜用加减柴苓汤。经云：治湿不利小便，非其治也。可见治湿之法，又以利小便为第二义矣。然而利小便之法，有湿则利湿，无湿则损津液。肿盛者可用，微肿而痿弱者，又当除湿养荣。《内经》云：因于湿，首如裹。言湿邪初客，未郁为热，但觉蒙昧不清，如以物裹其首也。又云：大筋软短，小筋驰长。是言湿客日久，湿郁为热，热伤其血，则大筋为之软短。湿伤其筋，则小筋为之驰长。明此数语，方知治湿之不可过于燥矣。此湿从外受者也。至于湿从内中者，又有上下之不同，如茶酒汤水，脾虚不能消散，积于上焦，即为上焦之湿。其人头面发肿，或生瘾疹，是为湿中生热。治当凉散，不宜温散。亦用柴葛二妙汤。若其人小便不利，在上之湿，难于下趋，又当用柴苓汤，利其小便。若脉来细缓无力，小便色白，不时淋滴而多汗，一切利水之药，即不可施。其有身热足寒，时头热面赤，湿热上壅，阳气不能下通于阴，宜用柴胡汤加大黄下之。湿积于下，即为下焦之湿，合用柴苓汤利之矣。若其人恶寒发热，或两尺洪盛，余脉沉细，湿热下壅，阴气不能上通于阳，必用柴葛二妙汤，散其标邪，方可利水。若脉来细缓，小便色白者，宜用独活寄生汤，助阳以驱湿，亦不得不用之法也。

人参败毒散

羌活　独活　柴胡　前胡　川芎　枳壳　桔梗　人参　白茯苓

甘草

寒甚者，加桂枝。无人参，以白术代之

柴葛二妙汤

柴胡　黄芩　半夏　甘草　干葛　赤芍　苍术　黄柏

湿热之脉，洪数者多。亦有湿邪壅滞，脉沉细缓者，但问身热内烦，即以此方散之。在上者去黄柏，加连翘。

加减柴苓汤

柴胡　黄芩　半夏　甘草　赤茯苓　泽泻　赤芍　枳壳　苡仁
木瓜

除湿养荣汤

当归　川芎　白芍　熟地　牛膝　杜仲　木瓜　苡仁　续断　黄芩　石斛　五加皮

加味柴胡汤

柴胡　黄芩　甘草　花粉　白芍　麦冬　山栀　大黄

独活寄生汤

当归　川芎　白芍　熟地　人参　茯苓　甘草　杜仲　牛膝　续断　秦艽　防风　独活　细辛　肉桂　桑寄生

按：此方重在助阳以驱湿，小溲清白，脉来尺微寸缓，是其的剂。若湿热未尽者，尤宜三复，庶免抱薪救焚之虞。

【点评】经云：治湿不利小便，非其治也。此经典名句学中医者无人不知，但陈氏仍不忘提醒我们："可见治湿之法，又以利小便为第二义矣。然而利小便之法，有湿则利湿，无湿则损津液。"体内有湿，利湿固然是正途，若无湿利湿则会损伤津液。清代名医叶天士指出："在阳旺之躯，胃湿恒多；在阴盛之体，脾湿亦不少，然其化热则一。热病救阴犹易，通阳最难。救阴不在血，而在津与汗。通阳不在温，而在利小便。"救阴在于养津，通阳在于利小便，发古未发之至理也。

燥

人之脏腑，有血液，有津液。津液又在血液之先，得心火之化，变成血液。流于坎宫，得命门真火之化，变成真精。其原生于胃，输于脾肺，下灌两肾膀胱，以为一身之阴气。胃气得之，则留恋不脱。若津液亏损，胃为孤阳。阴绝而阳亦绝。古云伤寒偏死下虚人，盖有见于此也。今之医家，不知津液为何物，动手便用燥剂，杀人惨于刀刃矣。然而燥之一气，诸书从未辨明。即以《素问》之遗，亦言秋伤于湿。后代名医错出，并无一人改正其讹，所以疑误至今，用药鲜当也。惟《法律》始详辨之。盖言风主于春，寒主于冬，暑湿火兼主于夏，而燥则专主于秋也。立秋之后，犹是夏天余气，热中有湿，所以草木犹青。一交秋分，燥金司令，所起之风，全是一团燥烈之气。干而不润，是以无草不黄，无木不凋，人身应之，燥病生焉。阐发致燥之由，较胜于喻氏。凡有身热咳嗽，内烦口干，一切百病，无不起于干燥。治当养血生津，不可妄投燥剂，戕人性命，极为要紧。然燥令虽主于秋，凡久亢[1]不雨，津液少者，亦生燥病，岂独主于秋乎。治者明之！

柴胡芍药汤

柴胡　黄芩　花粉　甘草　白芍　麦冬　知母

---

[1] 亢：亦作"旱"。

按：清燥救肺汤亦可用，较此方尤为得宜，用桑、麻、麦冬、阿胶以滋燥，杏仁、梨皮以润肺，是谓有制之师也。

【点评】陈氏批评当时某些医家竟然不知津液为何物，动手便用燥剂，杀人惨于刀刃："然而燥之一气，诸书从未辨明。即以《素问》之遗，亦言秋伤于湿。后代名医错出，并无一人改正其讹，所以疑误至今，用药鲜当也……立秋之后，犹是夏天余气，热中有湿，所以草木犹青。一交秋分，燥金司令，所起之风，全是一团燥烈之气。干而不润，是以无草不黄，无木不凋，人身应之，燥病生焉。"虽然喻嘉言《医门法律》对燥病始有详辨之论，但总有未尽其旨意者，故程云来评曰："（陈氏）阐发致燥之由，较胜于喻氏。"此外，陈氏进一步指出燥与津液之间关系密切："凡久亢不雨，津液少者，亦生燥病。"也就是说，燥病并不是只有秋季才有，久旱不雨或津液少的时候也会出现燥病。但是，相比柴胡芍药汤，程氏似乎更推崇清燥救肺汤："较此方尤为得宜，用桑、麻、麦冬、阿胶以滋燥，杏仁、梨皮以润肺，是谓有制之师也。"

火症

火症之脉，洪数为顺，细数无力则凶。亦有火盛之极，而脉反沉小，伏匿者，即《大易》所谓干之上九，亢龙有悔者是也。脏腑之中，火从何来？气之不得其平为之也。有实火、有虚火、有相火、有燥火、有湿热之火，又有郁火、猛烈之火、无名之火，皆不可以不察也。何为实火？心火燔灼，胃火助之。元气未损，真精未亏。或因饮酒之蕴热，或因暴热之外侵，目赤喉痛，胸满气喘。宜用黄连清心汤、柴胡泻肝汤、黄芩清肺汤之类。若是虚火，东垣之论，确不可易。东垣曰：饮食所伤，劳倦所损。或气高而喘，身热而烦，症似白虎，但脉来洪大，虚而不长，不可以实火投治，当用补中益气汤，补其中气则自愈矣。倘以实火治之，立见危殆。又有相火者，生于虚无，寄于肝肾之间，乃元气之贼，无时而不熬煎真阴。阴虚则病，阴绝则死。急用滋阴地黄汤，填补真阴，务使水壮而火息。一切凉药，毫不可施。至若燥火者，肠胃涩滞，津血不充，大便常闭。先用脾约丸润之，后用地黄固本之剂。若用芩连栀柏，百剂无功。湿火者，湿生乎热，热生乎湿，湿热相生，遂成胀满。或痿与臌，从而生焉。故有大便久秘，及更衣则又溏泄。热在肠胃之外故秘，湿在肠胃之中故溏。宜用柴苓汤加黄柏、玄参之类，不可因其泄泻，禁其寒凉。若夫猛烈之火，或从右胁起，或从脐下起。或从足底起，皆为厉①症，丹溪以为不可骤用凉药。恐其扑之而愈张，抑之而愈扬。先以甘草煎汤，兼泻兼缓。俟其猖狂少定，量其虚实治之。亦一法也。郁火者，腹中作痛，肌表热，四肢热，摸之烙手。此因过食生冷，郁遏阳气于脾土之，宜用清阳散火汤。无名之火一发，即不识人。或狂言失志，或直视声鸣，或手足瘈疭，或闭目无言，或发数日而终者，或一发便脱者，或卧枕而逝，人不及知者。既无经络之可寻，又无脉症之可据，《内经》所谓暴病暴死，皆属于火者是也。可不审乎！

按：人身肝火最烈，燔灼无忌，善治者先平肝火，而余脏之火自缓也。

---

① 厉：亦作"疬"。

黄连清心汤

当归　白芍　生地　麦冬　山栀　连翘　甘草　薄荷

柴胡泻肝汤

柴胡　甘草　当归　川芎　青皮　山栀　连翘　龙胆草

黄芩清肺汤

荆芥　薄荷　黄芩　山栀　连翘　麦冬　白芍　桔梗　甘草
桑皮

滋水地黄汤

熟地　山药　白茯苓　丹皮　山萸　泽泻　麦冬　白芍　玄参

清阳散火汤

山栀　黄芩　白芍　白芷　紫苏　川芎　枳壳　桔梗　甘草　白
茯苓

【点评】火症是中医的一个比较宽泛的概念，其所涉病症非常多，很难用一两句话把它讲清楚。按照陈氏的总结归纳，既有实火、虚火、相火、燥火、湿热之火，又有郁火、猛烈之火、无名之火，临证必须明察秋毫，真正把火的来龙去脉搞清楚，才能有的放矢地论治火症。我们知道实火皆源自脏腑，但脏腑之中的火究竟是怎么来的呢？陈氏的一句"气之不得其平为之也"道破天机，发人深思。当然，程氏的按语也是掷地有声，耐人寻味："人身肝火最烈，燔灼无忌，善治者先平肝火，而余脏之火自缓也。""乾之上九，亢龙有悔"出自《易经》"乾卦"第六爻，孔颖达在《周易正义》中解释说："上九，亢阳之至，大而极盛，故曰'亢龙'……久而亢极，物极则反，故'有悔'也。"就是说事物已发展到了极限，再任由这么发展下去，便会出现反面的情况，这就叫"有悔"。整篇关于火症的阐述及按语，可谓精彩纷呈，简短清晰，切合临床，读来津津有味，令人不忍释卷。

风湿

风湿者，先伤于湿，而后伤于风也。其症一身尽痛，比之伤寒身痛，殆有甚焉。因知其为风湿也。风从上受，湿从下受。殆至两相抟聚，注经络，流关节，渗骨体、躯壳之间，无处不到，是以无处不痛也。其症有轻有重。轻者脉浮弦细，浑身酸软无力，宜用加减柴葛汤。风在外而湿在内，不可大汗，恐风去而湿仍存。惟此轻解之剂，内外之邪俱去。若汗出短气，恶风不欲去衣，脉沉细缓无力者，宜用桂枝白术汤，助阳以驱湿，不易之法也。重者周身大痛，脉浮洪数，亦用加减柴葛汤。若头面目赤，身热足寒，阳气不能下通于阴者，宜用柴陈汤加枳壳、大黄以下之。如发散之后，上体已愈，下体疼痛不止者，宜用柴苓二妙汤。

加减柴葛汤

柴胡　黄芩　半夏　甘草　干葛　赤芍　紫苏　川芎　山栀　苍术　续断　枳壳　木瓜

治风湿之法，固宜散风行湿，而清热利气之药，亦不可少。盖以湿邪在经，气滞不行，郁而成火故也。

桂枝白术汤

桂枝　白芍　甘草　白术　木瓜　续断　陈皮

加减柴陈汤

柴胡　黄芩　半夏　甘草　陈皮　白茯苓　枳壳　大黄

柴苓二妙汤

柴胡　黄芩　半夏　甘草　赤茯苓　赤芍　泽泻　苍术　黄柏
木瓜　续断　牛膝　杜仲

【点评】关于风湿的形成，陈氏提出了一个比较新颖的观点：
"风湿者，先伤于湿，而后伤于风也。其症一身尽痛，比之伤寒
身痛，殆有甚焉……风从上受，湿从下受。"从传统中医的角度解
释风湿之成因，陈氏要比诸家领先一步。除加减柴陈汤外，其余
3 首陈氏自拟方均用到木瓜，反映了木瓜在祛风湿药中无可替代
的重要地位。但究竟应该如何治疗风湿？加减柴葛汤方后注中的
这段话似乎道破了天机："治风湿之法，固宜散风行湿，而清热
利气之药，亦不可少。盖以湿邪在经，气滞不行，郁而成火故
也。"由于湿邪易郁而成火，故常须配伍清热利气之药。柴陈汤出
自明代《医学入门》，系由小柴胡汤合二陈汤组成，陈氏在此方
基础上加枳壳、大黄，以增清热利气之力。至于桂枝白术汤、柴
苓二妙汤也都是陈氏借鉴前贤的经方或名方而自拟的，尤其是柴
苓二妙汤，更能体现陈氏的学术特点和组方思路。

风温

风温者，先伤于风，而后伤于热也。凡人先伤于风，经络之间已
自有热，又感时令之热。饮食入胃，气滞不行，变成浓痰浊饮，胶固
不散。又遇新谷裹结成病，其症喘渴多睡，四肢不收。宜用柴胡化滞
汤，但清其胃，其病自愈。然不但风温互感后有此症，凡天令久暖，

素有痰火者，每有此恙。仲景恐人误认寒症，妄用发汗，故辨于伤寒门中，其实非伤寒也。

柴胡化滞汤

柴胡　黄芩　半夏　甘草　枳实　厚朴　山楂　杏仁　赤芍　陈皮

便闭宜加大黄。

【点评】关于风温的形成，陈氏也提出了一个比较新颖的观点："风温者，先伤于风，而后伤于热也……饮食入胃，气滞不行，变成浓痰浊饮，胶固不散。"阐述风温的病因病机，言简意赅，思路清晰。由于陈氏居天令久暖的东南之隅，经常会遇到素有痰火的风温患者，所以积累了比较丰富的临床经验。从他创制的柴胡化滞汤就可以看出其理法方药丝丝入扣，紧紧抓住了风温的主要矛盾所在，切中病机，药专效宏。

湿温

湿温者，先伤于湿，而后伤于暑也。其症胸满妄言，两胫逆冷。此因暑湿客于脾经，正气不行，郁而为火，故令语言谵妄。湿热上壅，阳气不能下通于阴，故令足寒。仲景恐人认为寒症，误投发散，所以引入寒门。其实非寒症也。夫湿温何以不可发汗？盖因湿邪在胸，已自有热，又遇暑气客之，两热相侵，犹未混合为一。汗之，则两邪混合，闭塞经络，不死何待耶！宜用柴胡清中汤。若脉来洪数，或上盛下虚者，加大黄以下之。《难经》云：湿温之脉，阳濡而弱，阴小而急。濡弱见于阳部，湿气抟暑也。小急见于阴部，暑气抟湿也。此言非不有理，但脉之变化不齐，不可执为一定耳。此二句名言可佩。

柴胡清中汤

柴胡　黄芩　半夏　甘草　枳实　杏仁　石菖蒲　黄连　赤芍

暑湿侵脾，必有痰食留结，化痰化滞，亦不可少。

【点评】按照陈氏的观点，湿温的形成是先伤于湿，而后伤于暑，其主症为胸满妄言，两胫逆冷。关于湿温之脉，《难经》谓"阳濡而弱，阴小而急"，陈氏认为阴阳是指部位而言："濡弱见于阳部，湿气抟暑也。小急见于阴部，暑气抟湿也"。不但阐发其缘由，令人知其所以然，而且进一步指出："此言非不有理，但脉之变化不齐，不可执为一定耳。"他主张用柴胡清中汤治之，其方后注解也特别贴切："暑湿侵脾，必有痰食留结，化痰化滞，亦不可少"，与后世惯用甘露消毒丹有所不同。甘露消毒丹一般适用于湿温时疫，湿热并重之证，为夏令暑湿季节常用方，故王士雄誉之为"治湿温时疫之主方"，其临床应用以身热肢酸，口渴尿赤，咽痛身黄，舌苔白腻或微黄为辨证要点。

瘾疹

瘾疹者，遍身小颗，红白不一，有若痱子之状。或如黄豆样者，重者身发寒，脉来洪数，状类伤寒，宜用芩连败毒散。三四日不解，即为夹疹感寒，柴胡化滞汤实为主剂，不可过用凉药，壅遏其毒。轻者，微寒微热，脉细微数，愈而复发。此因湿中生热，热极生风，宜用疏风养荣汤。常服六味地黄丸，滋肾水以荣肝木，则虚风自息矣。又有身发疙瘩，有如丹毒，痛痒不常，脓水淋沥者，宜用解热柴陈汤。

芩连败毒散

羌活　独活　柴胡　前胡　川芎　枳壳　桔梗　黄芩　连翘甘草

疏风养荣汤

白芍　当归　生地　柴胡　防风　薄荷　麦冬　地骨皮　山栀

解热柴陈汤

柴胡　黄芩　半夏　甘草　陈皮　白茯苓　山栀　赤芍　苡仁贝母

身热加荆、防。肤燥加蝉衣、云增。

【点评】瘾疹属于中医古病名，相当于西医的荨麻疹。瘾疹是一种皮肤出现红色或苍白色风团，时隐时现的瘙痒性、过敏性皮肤病。瘾疹风团的特点是形态不一，大小不等，发无定处，一般迅速消退，退后不留痕迹，以后还会不断成片出现。急性荨麻疹起病较急，皮损迁延或反复发作超过 6 周以上便称为慢性荨麻疹，慢性荨麻疹的全身症状一般较急性者轻。根据发病原因及症状表现，瘾疹一般可分为四型：风热犯表型、风寒束表型、胃肠湿热型、肝郁化火型。故治疗的关键是找出确切的病因，对症下药。芩连败毒散、疏风养荣汤、解热柴陈汤均系陈氏自拟的经验方。《目经大成》也有一首疏风养荣汤，但其组成为四物汤加羌活、防风、白芷、荆芥穗，此与本节治瘾疹的同名方迥异。本节中疏风养荣汤为四物汤去川芎加柴胡、防风、薄荷、麦冬、地骨皮、山栀。至于程云来按语所加二药，蝉衣即蝉蜕无疑，而云增为何物仍存疑待考。

痛风

痛风者，遍身疼痛，昼减夜甚，痛彻筋骨，有若虎咬之状，故又名为白虎历节风。有痛而不肿者，有肿而且痛者，或头生红点，指肿如捶者。皆由肝经血少火盛，热极生风，非是外来风邪。古今诸书，皆以风湿为言。疑误舛谬，害人不浅。高邮袁体庵先生出，改正其非，讲明其理。始知痛风，由于风热血燥也。所制逍遥散一方，每使病者连服百剂，不终其剂者，日后变为疠风。屡试屡验者也。识者珍焉。

按：袁氏心传世乏刊本，展转抄缮，错谬甚多。惟其中名言阐发，启迪后进匪浅。

加减逍遥散

当归　白芍　熟地　川芎　柴胡　防风　薄荷　连翘　山栀　麦冬　甘菊　丹皮

【点评】尽信书不如无书，对痛风的认识犹然。陈氏有鉴于古今诸书，皆以风湿为言，害人不浅，而目睹袁体庵先生改正其非，讲明其理，"始知痛风，由于风热血燥也"。于是在此基础上明确提出痛风的病因病机："皆由肝经血少火盛，热极生风，非是外来风邪"。袁体庵是明末与傅青主齐名的高邮名医，《广阳杂记》曾载有其治一举子喜极发狂的故事。其诊病明察秋毫，用药每有灵验。陈氏非常赞赏袁氏用逍遥散治疗痛风，并创制加减逍遥散与其相呼应，实开用逍遥散治疗痛风之先河。

劳倦

劳倦者，奔走劳力之后，恶寒发热，脉来弦数，状类风寒。但初起必有劳倦之因，自可为辨也。设若劳倦而感风寒，又极难辨。但劳倦之人，一周时许，自然汗出而解。若四五日不解者，又属之风寒也。治之之法，先用清胃散火汤，治其标邪。后用加味地黄汤，培其根本。盖火之有余，必因水之不足。少年得此，日后每成虚痨，不可不察也。若清散之后，脉沉细缓，或洪大无力者，治当益气养血，又非地黄丸所司也。东垣言劳倦之病，脉来洪大，虚而不长，当以甘温补之。然初起有火，未可骤与，必先清热健脾，方可议补。阐发先后用药之理，句句详明。

清胃散火汤

山楂　厚朴　山栀　黄芩　陈皮　枇杷叶　麦冬　当归　白芍
防风　柴胡　干葛

　　【点评】尽管东垣《脾胃论》中有"饮食劳倦所伤始为热中论"之名篇，但陈氏并不迷信权威，结合自己的体会来谈劳倦，确有独到之处，亦不乏真知灼见。劳倦初起有火者，不可骤予甘温补之，宜先用清胃散火汤治其标邪，必待火邪散去，方可议补。程氏的按语颇为中肯："阐发先后用药之理，句句详明。"

痰火

痰火为病，恶风发热，脉来弦数，全与伤寒无别。但听其咳嗽气急，可以知其为痰火也。夫痰火之起，由于脾经血少，胃火太甚，熬煎津液为痰，上传于肺，故令咳嗽气急。然胃火一动，相火翕然从之，所以恶寒发热。宜用舒中芍药汤三四剂后，脉宜和缓。若弦数不减，数大有力，是为孤阳无阴，多主于死。若脉来微减或细数者，法当看其痰色。如咳吐黄痰，胸中不快，食积生痰，宜用栝蒌枳实汤。如痰色青白，稀而不稠者，肾虚水沸为痰，宜用加味地黄汤，滋水以制火，不必拘于治痰也。又有初起之时，外无寒热诸症，内无烦热气急，但见神昏不安，肢体无力，声音低小，饮食不进，脉来沉细无力者，宜用香砂六君子汤，甚则八味地黄丸亦可用也。

舒中芍药汤

陈皮　半夏　白茯苓　甘草　柴胡　黄芩　枳壳　桔梗　白芍　木通　贝母　栝蒌霜　天冬

有食加厚朴。

栝蒌枳实汤

陈皮　白茯苓　甘草　枳实　栝蒌霜　贝母　当归　桔梗　山栀　黄芩

加味地黄汤

熟地　山药　白茯苓　丹皮　山萸肉　泽泻　天冬　麦冬　桔梗　甘草　牛膝_{倍用}

香砂六君子汤

陈皮　半夏　白茯苓　甘草　人参　白术　砂仁　香附　藿香

【点评】既往以痰火为病立专篇讨论者不多见，仅明人龚居中著有《痰火点雪》一书，阐发痰火之缘起及其证治，实属开山之作。由于陈氏对此病也有其独特的见解和体会，故能详加辨识，分别施治。从他自制的舒中芍药汤来看，巧妙地将二陈汤和四逆散融合在此方之中，也体现了他重视调理肝脾的用药思路。

咳嗽

有声无痰，谓之咳，肺气伤而不清也。有痰无声，谓之嗽，脾湿动而生痰也。有声有痰，谓之咳嗽，脾生痰而传于肺也。风寒劳嗽，自有本条。四时咳嗽，不可不辨。丹溪云：春是上升之气，夏是火炎上最重，秋是湿热伤肺，冬是风寒外束。所谓上升之气者，春天木旺，肝火太甚，乘于肺金，故令咳嗽，宜用清肝宁嗽汤。脉必弦数可据，久而不止，宜用归芍地黄汤。盖肾水，乃肝木之母，肾水虚弱，无以为发生滋荣之本，故内热而咳，归芍地黄是治其本也。所谓火炎上者，夏月心火用事，乘于肺金，有如金被火克，五行相贼，其症极重。若不急治，直至交秋方止，咳久多成痨怯，亦用归芍地黄汤，或天王补心丹，无不可也。所谓湿热伤肺者，秋分之后，燥金用事，所起之风，全是一团干燥之气，不比秋分之前，热中有湿也，是以无草不黄，无木不凋。人身应之，肺胃干燥，津液枯槁，所以作咳。丹溪反言湿热伤肺，当亦传刻之误，未可执为定论也，亦用归芍地黄汤。

所谓风寒外束者，冬月天冷①严寒，易至伤人，感于风者，脉来细缓；感于寒者，脉来浮数，自可辨也。大抵四时咳嗽，虽有不同，而东南之地，往往多热多痰，先用清金化痰之剂，方可各治其本，不可骤用地黄泥药。名言卓识。极为紧关。又有咳嗽气急，胸中不宽者，治之宜分虚实。实者脉来沉滑，可用二陈消食之剂。若脉来弦细微数，微寒微热，大便不甚通畅，欲出不出，极为危险。既不可攻，又不可补。惟有养血化痰，健脾消食，听天由命而已。此条诸书未有，不得草草忽过。辨论超豁，认理真切。分四时以用药，阐古书之未发。按咳嗽之源，《内经》有聚于胃、关于肺之指示，要在细心研究而自得也。

清肝宁嗽汤

柴胡　黄芩　花粉　甘草　陈皮　白茯苓　当归　白芍　麦冬　丹皮　桔梗　贝母

归芍地黄汤

当归　白芍　麦冬　桔梗　熟地　丹皮　山药　白茯苓　泽泻　山萸

宁嗽健脾汤

当归　白芍　麦冬　陈皮　山楂　神曲　杏仁　贝母　泽泻　苡仁

胸不宽加厚朴。

【点评】今天看来咳嗽并非疾病，只是一种症状表现而已。呼吸系统疾病的主要症状之一就是咳嗽，如咳嗽无痰或痰量很少为

---

① 冷：原抄本作"令"，据文义改。

干咳，常见于急性咽喉炎、支气管炎的初期；急性骤然发生的咳嗽，多见于支气管内异物；长期慢性咳嗽，多见于慢性支气管炎、肺结核等。所以，一个貌似小恙的咳嗽，有时却成了考验医生的拦路虎，因辨证不准、用药不精而栽在咳嗽上者亦不在少数。从中医经典出发，以黄元御气机升降理论为着手点，我曾总结过一个治疗咳嗽小验方，取名为"麻杏蝉桔汤"，证之临床普遍反应良好，尤其对于某些顽固性咳嗽有佳效。显然，陈氏对咳嗽也是颇有研究和治疗心得的，他不仅提出"四时咳嗽，不可不辨"，强调因时、因地、因人制宜，而且形成了自己独特的"宁嗽"方法。这从清肝宁嗽汤和宁嗽健脾汤即可见一斑。此外，他是一个实事求是的医生，勇于承认自己的不足，譬如对既不可攻又不可补，且极为危险的一种咳嗽，他提出："惟有养血化痰，健脾消食，听天由命而已。此条诸书未有，不得草草忽过。"竭智而为以尽人事，剩下的事儿就交给老天爷了。程云来的按语评价甚高："辨论超豁，认理真切。分四时以用药，阐古书之未发。"

齁喘

齁喘之病，方书皆名哮吼，为其声之恶也。此因误啖盐酱咸物，抟结津液，熬煎成痰。胶黏固结，聚于肺络，不容呼吸出入。而呼吸正气，反触其痰，所以喘声不止也。肺有痰热，毛窍常开，热气得以外泄，所以伏而不发。一遇秋冬，寒气外束，邪热不得宣通，故令发喘。脉来浮数，滑大者，宜用定喘汤。发去标邪，再用加减鸡鸣丸，常常服之，自可除根。每日饮食只宜清淡，不宜浓厚。盖人身之痰，不能自动，必随脾之健运，贮于肺络，结为窠囊积饮，如蜂子之穴于房中，莲实之嵌于蓬内，生长则易，而剥落则难，全要胃气清虚，则痰之上注者，得以返还于胃，然后可从口而上越，或从肠而下达。今人肥甘厚味，日不绝口，兼之饮食不节，虽有医药，庸有济乎！此乃气分之病，或有传于血分，而为喘急失血者，先吐痰后见血，犹为积热；先吐血后吐痰者，阴虚火动，照依怯症调治。一切燥药，毫不可尝。推而广之，齁病属热者固多，而肺寒者亦有，不可泥定是热。凡脾胃虚寒，气不能运，积成冷痰，上注于肺，亦成齁喘。其人四肢厥冷，脉沉细缓，按之无力，即其候也。宜用六君子汤，加款冬、金沸草、杏仁、炮姜治之。但热者多，而寒者少，又不可不察耳。齁喘之病，痰火为本，而外感内伤之因，所触不同，未可以一端尽也。寒伤肺喘，脉必数大，可用定喘汤散之[①]。风伤肺喘，脉必细缓，自汗恶风，宜用参苏饮解之。因于气者，其脉必沉。因于食者，脉必弦滑。因于色者，脉沉细数。治之又有不同。今人一遇是症，便以定喘为主，何致胶固若此耶！

定喘汤

半夏　杏仁　冬花　苏子　桑白皮　麻黄　甘草　黄芩　白果青铅　生姜

加减鸡鸣丸

陈皮一两　半夏四钱　白茯苓一两　甘草五钱　贝母一两　栝蒌霜一两　冬花一两　天冬二两　黄芩一两　知母一两　桔梗一两　枇杷叶五钱玄明粉三钱

炼蜜为丸。

---

① 之：原抄本脱，据医理补。

【点评】齁喘为古病名，过去方书皆名"哮吼"，今天概称之哮喘。从篇中的医理分析和反复强调定喘汤来看，陈氏的确是一位治齁喘的高手。齁喘本属气分之病，若传于血分而为喘急失血者，则忌用温燥之品，以免加重病情。根据陈氏的经验，先吐痰后见血者为积热，先吐血后吐痰者为阴虚火动。加减鸡鸣丸是陈氏自拟的一首经验方，其药味组成和主治均与鸡鸣散无关，未知因何得名。如果将此方看作二陈汤加减似乎更贴切一点，齁喘离不开痰湿立论，而二陈汤就是治疗痰湿证的名方。清代黄元御谓齁喘"即伤风之甚者"，虽有混淆二者概念之嫌，但是，他从一气周流的角度对齁喘根源的辨识，合乎古中医的思维法度，至今仍有指导意义。譬如，"齁喘之家，则上焦之湿热不敌下焦之湿寒，以其阳衰而阴旺，火败而水胜也"。黄元御如此精辟的分析，在今天看来也没有过时，仍然值得认真领会和借鉴。

青筋

青筋之症，恶寒发热，状似风寒。但胸腹作痛，遍身发麻，或唇口作麻，即其症也。北方谓之青筋，南方谓之乌沙。此因郁怒伤肝，木邪贼土，触动湿痰，气逆而血亦逆，故令胀痛欲死。脉来洪数者，宜用活血化痰汤。若脉来细缓，四肢厥冷者，宜用香砂理中汤。古方治此，不过清热消食，而疏气活血之药，毫不知用。内经云：通则不痛，痛则不通。气血不得宣行，后成此病，宣通气血为第一义也。但此血气上攻，多有暴病暴死者，不可不知也。

活血化痰汤

陈皮　半夏　白茯苓　甘草　大腹皮　枳壳　木香　玄胡　归尾
黄芩

香砂理中汤

人参　白术　炮姜　甘草　香附　砂仁　藿香　加延胡　半夏
木香

【点评】关于青筋一症，历代文献记述甚少，但陈氏做了比较
具体的阐述："青筋之症，恶寒发热，状似风寒。但胸腹作痛，
遍身发麻，或唇口作麻，即其症也。北方谓之青筋，南方谓之乌
沙。此因郁怒伤肝，木邪贼土，触动湿痰，气逆而血亦逆，故令
胀痛欲死。"再次肯定了青筋和乌沙属于同一种病，只是南北名称
不同而已。其治法一同痧证，均以宣通气血为首务。活血化痰汤
系陈氏自拟经验方，与《万病回春》《医学便览》的同名方组成不
一样。

气怒

肝为将军之官，不受屈制。怒气伤肝，其气冲逆上行，有若将军
之不可犯，故名将军。伤之轻者，两胁刺痛，胸中不舒。伤之重者，
未经发泄，乘于胃土，令人昏迷不语，牙关紧急。盖因胃中有痰，
肝气入胃，触动痰涎，其支脉之络心者，被其壅滞，堵塞神气出入
之窍，故不识人也。《内经》云：暴喑为病，不必服药，少顷气行则
苏。然而痰聚胸中，正气得复则生，不复则死，不可坐视，宜用清

郁二陈汤。又有气怒之后，人事清白，但觉胸中刺痛，喘急不安，能坐不能卧者。气逆膻中，血亦留滞，宜用加减柴物汤。若脉来沉细无力，胸中痛而不甚者，宜用归脾、八珍之类，不可以气为拘也。

按：八珍、归脾当在清郁化痰之后，为善后计。若用在郁气未疏之时，恐其气因补而壅滞，又非所宜。

清郁二陈汤

陈皮　半夏　白茯苓　甘草　川芎　香附　枳壳　杏仁　白芍黄芩

加减柴物汤

柴胡　黄芩　半夏　甘草　当归　川芎　白芍　熟地　玄胡　木香　麦冬　杏仁

【点评】气怒也是一个病吗？乍一看还真是有点不敢相信，但陈氏就此论说头头是道，引经据典，实开先河之举。怒则气机逆乱，上冲于脑，导致脑神被扰、清窍被蒙，出现头胀头痛、眩晕欲仆、失眠、烦躁易怒、激动亢奋、脉络怒张、面红目赤等阳亢症状，《素问·脏气法时论》亦有明确的阐述。陈氏还给出了两首治疗气怒的良方，其中的清郁二陈汤出自龚廷贤《万病回春》，而加减柴物汤则为陈氏自拟经验方。治气怒应以疏通气血为贵，程氏按语说得好："八珍、归脾当在清郁化痰之后，为善后计。若用在郁气未疏之时，恐其气因补而壅滞，又非所宜。"此实乃有感而发的经验之谈。临床所见，因补而壅滞者比比皆是，究其原因，都是由于辨证不清、一味蛮补所致。

中恶

中恶者，入庙登冢，吊死问疾，飞尸鬼击，故为中恶。其症牙关紧急，昏不知人，似乎中痰。但头面青黑，肌肤粟起，可以知其中恶也。《内经》云：大凡外邪之入，必与内邪相合。中恶之人，先有痰食在胃。正气不旺，然后鬼昧得以犯之。治是症者，当以安神化痰为先。俟其气顺痰消，方可议补。薛立斋云：中恶先因正气大虚，然后为恶所中。治当大补元气，勿以痰治。然初起必先化痰，不可顾母失子也。

安神化痰汤

茯神　远志　陈皮　半夏　杏仁　石菖蒲　麦冬　桔梗　甘草

有食加枳壳、厚朴。

【点评】中恶是一个古病证名，非六淫之邪所致，常由鬼神或不祥之物而触发，故笼统归之为恶所中。因为不合乎科学精神，更有迷信鬼神之嫌，所以中恶后来逐渐淡出历史舞台。但是，由于陈氏是注重临床实践的医生，他对中恶的分析还是非常中肯的："中恶之人，先有痰食在胃。正气不旺，然后鬼昧得以犯之。"其实，从心理学角度来看，中恶现象还是存在的，然而，当一个人正气旺盛，自身气场强大的时候，应该不会出现中恶现象。值得进一步研究。

伤食

方书云：人迎紧盛伤于寒，气口紧盛伤于食。以是知伤食之脉，专以气口为主也。然诊视之时，有气口脉沉伏者，有气口脉滑大者，又有人迎气口俱弦数者。纷纷不一，不可以一说拘也。夫人迎气口脉俱弦数，外症日晡寒热，头亦微痛，全与风寒无异。但神气如故，身无疼痛，可以为别也。脾胃之气禀于命门，命门凝然不动，下焦为之臣使。宣布其气，行至中焦，入于脾胃，乃能化食。今因饮食郁遏，少阳三焦之气不得宣通，故生寒热诸症。医者不识，呼为寒疾，误人多矣。宜用柴胡化滞汤，通表里而双解之，食重者宜下。若外无寒热表症，但觉胸膈不宽者，痰裹食而不化也，宜用加味二陈汤。又有生冷伤脾者，脉来沉缓无力，审脉之有力无力而定虚实之治。宜用香砂理中汤。更有胸腹不宽，咳嗽气急，四肢无力，大便不甚通畅，脉沉弦细，按之无力。下焦虽是虚寒，中焦又有浮热。先以养血健脾汤，开其痰食，再以八味地黄丸，实其下焦，方为得法。至若饮食积久，或伤之太过，中气闭塞，以致猝然僵仆，昏不知人，名为食厥。甚则四肢拘挛，状如中痰，亦用加味二陈汤。脉沉细缓者，宜加姜桂，不可误认痰症，妄用痰剂。

柴胡化滞汤

柴胡　黄芩　半夏　甘草　枳壳　厚朴　山楂　苏子　桔梗

伤食而用柴胡，以其能升少阳之气也。

加味二陈汤

陈皮　半夏　白茯苓　甘草　枳壳　厚朴　杏仁　山楂　苏子

桔梗

大凡消食化痰，必须顺气。胸中不宽，故用苏、桔。若在脐腹以下，宜用青皮、香附。

香砂理中汤

人参　白术　炮姜　甘草　砂仁　香附　藿香

滞重去白术，加枳壳、厚朴。寒甚加肉桂。

养血健脾汤方见脾胃门。

冲和丸

陈皮　半夏　枳壳　厚朴　神曲　杏仁各一两　黄芩　桔梗各五钱

脾居中央，寒之不觉其寒，热之不觉其热。饮食易化，百病不生，故云冲和。今为饮食所伤，失其旧职，用此消其积滞，复其冲和之旧矣，故以冲和为名。痰滞胶固者，再加莪术。

物性相制药

索粉不化，宜加杏仁，狗肉亦用。牛肉伤加红曲，鱼伤加橄榄。面食豆腐，加萝卜子。粽子黏食，加白酒药。肉食加山楂。果子菜蔬，加麝香。煎炒厚味，加淡豆豉。

【点评】冲和，原本指真气、元气，此处是淡泊平和的意思。《丹溪心法》曰："气血冲和，万病不生，一有怫郁，诸病生焉。"而陈氏在这里泛指脾气健运："脾居中央，寒之不觉其寒，热之不觉其热。饮食易化，百病不生，故云冲和"。伤食会导致脾的运化功能失常(失其旧职)，而冲和丸可消其积滞，恢复其运化功能(冲和之旧)，故以冲和为名。

卷 下

伤酒

酒者，清冽之物，不随浊秽下行，惟喜渗入者也。渗入之区，先从胃入胆。胆为清净之腑，同气相求也。胆之摄受无几。其次从胃入肠，膀胱渗之而出。其所存之余质，惟胆独当之。是以善饮者，必浅斟缓酌，以俟腹中之渗。若连飞数杯，倾囊而出耳。酒虽一物，却有数种之不同。辛者能散，苦者能降，甘者缓而居中，淡者能利小便。善饮之人，先天元阳本厚，所以膀胱能渗。但宜少饮，不宜多用。少则流气活血，多则耗血损神。善饮者，又借酒为元气，戒之则形体必瘦。大抵天地之道无他，中而已矣。且膏粱贫贱，各自有病。富贵之家，多色多酒，不致生病。贫贱之夫，少饮辄病，近色则损。此其故何也？盖膏粱之人，嗜酒者远色，近色者节饮，而且无奔走负重之劳，经营谋虑之苦。一有酒色，安寝休息，厚味填补，病从何来！若酒色双有者，亦非美事。至于贫贱不遂之人，经营谋虑劳其心矣，奔走负重伤其力矣，再有酒色之伤，神气几何，堪如是之斫丧耶？汪颖曰：人知戒早饮，而不知夜饮尤甚，醉饱就枕，热壅三焦，伤心损目。夜气收敛，酒以发之，乱其清明，劳其脾胃，停湿助火，因而致病者多矣。其有伤于酒者，治之宜分表里。如恶寒发热，身首俱痛，湿热在经，闭塞本身元气，宜用柴葛解肌汤，发汗以彻皮毛之邪。如谵语烦渴，人事不清，宜用栝蒌枳实汤。大便不通，脉沉有力者，法当下之。如有小便不利，腿足发热者，酒热积于下焦，宜用加减柴苓汤。诸书言酒，皆云无形元气受伤，但可发汗，不可妄下，以伤有形阴血。吾观饮酒之时，非无嘉肴。未饮之前，亦有谷食，不可以前说为拘也。按：酒能乱性，又能助湿，奈嗜酒者隐戕其身，何不知审慎如是耶。

柴葛解肌汤

羌活　干葛　柴胡　川芎　半夏　枳壳　桔梗　厚朴　山楂　黄芩　山栀　甘草

栝蒌枳实汤

贝母　栝蒌霜　枳实　陈皮　桔梗　白茯苓　甘草　山栀　黄芩　当归

加半夏更妙。

加减柴苓汤

柴胡　黄芩　半夏　甘草　赤茯苓　猪苓　泽泻　赤芍　枳壳　厚朴

【点评】酒能助兴，无酒不成席。酒文化在我国源远流长，并且一直影响至今。然而，水能载舟，亦能覆舟。酒喝好了能养生健体，甚至治病，但若无节制地狂饮烂醉，或者喝到假冒伪劣之品，则会伤害身体，或引发病症。陈氏也许是一位饮者，我们从字里行间不难读出他对酒的认知与品鉴："但宜少饮，不宜多用。少则流气活血，多则耗血损神"。也正因为如此，他才能针对伤酒的不同情况给予相应处方治疗，体现了中医治病求本的精神。

最后，程氏按语也是点睛之笔："酒能乱性，又能助湿。"诚哉斯言！

黄疸

瘅者，热也。黄疸俱因正气不宣郁而生黄，有如遏酱相似。其症有五，条分缕析，脉症始得而详明也。一曰湿热发黄，小便如栀，染衣成黄，而面目身体之黄，不待言矣。此因茶酒汤水，聚而不散，郁成壮火，故成此症。但有热多湿少者，有湿多热少者，有湿热全无者，不可以不辨也。热多湿少者，脉来弦数，黄中带亮，宜用茵陈柴苓汤。若渴而饮水者，宜用柴胡芍药汤，加茵陈、泽泻，乃得三焦气化行，津液通，渴解而黄退。《金匮》云：疸而渴者难治。虑其津液枯竭，初非不治之症也。湿多热少者，脉来沉细而缓，其色黄而晦，宜用茵陈四苓汤。若大便自利，上气喘急，宜加参、术，不可误用寒凉，伤损脾气。至于湿热全无者，既无血食酒汗之症，又无黄赤小便，但见身黄倦怠，肢体无力，虚阳上泛为黄也，宜用加减八物汤。今医治此，概用五苓套剂，岂能愈乎！谷疸者，饮食郁结，正气不行，抑而成黄。其症胸膈不宽，四肢无力，身面俱黄，脉来洪滑者，症属于阳，合用二陈消食之剂。但火热郁结，遏生苔衣，干涩难下。今人动用苍、朴燥剂，但治其食，不治其热。疸之一字，置于何所？无怪乎治之不痊也。更有粗工，专用针砂、绿矾等药，不思积滞虽去，津液随亡，大失治疸之体。惟用养血健脾汤，大有殊功。脉沉细缓者，症属于阴。其人四肢青冷，大便时溏，宜用香砂理中汤，加炮姜、肉桂之类，不可概以热治也。然谷疸之症，每兼发肿，初起见之无妨。日久气虚，多主危殆。女劳疸者，身黄加以额黑也。其症脐下满闷，大便时黑，日晡寒热，皆蓄血之所致也。男子勤于房事，血不化精，滞于小腹，故成此症。女子经水未净，交合血滞，亦有此症。脉来弦芤者，宜用加减柴物汤。若脉来细缓无力，或涩而细者，元气大虚，虽有蓄血，不宜消导，宜用十全补中，大扶元气，正气盛则邪气自退。若用消导之剂，是促之使亡也。然女劳之血，宜在小腹。若大腹尽满，血散成臌，不治之症也。仲景云：腹满如水者，不治。旨哉言乎。酒为湿热之最，因酒而成疸者，其人小便必如栀汁，合用茵陈柴苓汤矣。若心中懊恼，热不能食，时欲呕吐者，湿热积于上焦，必有老痰在胃，宜用清热化痰汤。若头面目赤，身热足寒，脉来寸强尺弱，阳气不能下达，宜于前方加大黄下之。如大便带黑，面色黄黑者，其人必有蓄血。盖嗜酒之人，多喜热饮，荡死血脉，积于胃中，隐而未发，亦宜加减柴物汤，缓缓调治。酒疸之黑，与女劳之黑，相去一间。女劳为肾气所发，酒疸乃荣血腐败之色。柴物汤有半补半消之功。若用大黄峻剂，荣血益趋于败而已，治者明之。黄汗者，汗如栀汁，染衣成黄。多因汗出浴水，水浸皮肤，壅遏本身，荣卫郁而生黄也。亦有内伤茶酒，湿热走于皮毛，亦令发黄。初起身热恶寒，头疼身痛者，可用柴陈汤，加苏、葛、桑皮，以微散之。日久津虚，宜用柴胡芍药汤。此症脉多洪大无力，或细缓不匀，不可误用补剂，以其发热不止，必生恶疮，留结痈脓也。

茵陈柴苓汤

柴胡　黄芩　半夏　甘草　猪苓　泽泻　赤茯苓　茵陈　麦冬　赤芍

湿少热多，固宜分利，使热从小便而去。佐以小柴胡，方有清热之功。湿蒸热郁，必先燥其肺气，所以小水不行。茵陈辛凉，清理肺热。肺金一润，其气清肃下行，膀胱之壅热立通，小便利而黄退矣。古云治湿不利小便，非其治法，尤宜慎审。

加减八物汤

人参　白术　白茯苓　甘草　当归　白芍　熟地　石斛　苡仁远志　秦艽　陈皮

养血健脾汤

当归　白芍　麦冬　枳壳　厚朴　山楂　赤茯苓　杏仁　桔梗陈皮

香砂理中汤　方见食门。

加减柴物汤

柴胡　黄芩　半夏　甘草　当归　川芎　白芍　熟地　香附　玄胡　丹皮　丹参

清热化痰汤

柴胡　黄芩　半夏　甘草　陈皮　白茯苓　杏仁　山栀　枳壳桔梗　赤芍

柴胡芍药汤

柴胡　黄芩　花粉　甘草　白芍　麦冬　知母

【点评】黄疸的分类始自《金匮要略》，有黄疸、谷疸、酒疸、女痨疸和黑疸之分，称为五疸。《诸病源候论》根据本病发病情况和出现的不同症状将其区分为二十八候，《圣济总录》又将其分为九疸三十六黄。二者还都把黄疸的危重证候称之为"急黄"，并都提出了"阴黄"这一类别。宋·韩祗和《伤寒微旨论》特设阴黄证篇，云："伤寒病发黄者，古今皆为阳证治之……无治阴黄法。"元·罗天益《卫生宝鉴》则进一步把阳黄与阴黄辨证施治系统化，对临床实践有较大指导意义，至今仍被人们所采用。《景岳全书》首次提出"胆黄"这一病名："胆伤则胆气败，而胆液泄，故为此证。"张景岳初步认识到黄疸的发生与胆液外泄有关。对某些黄疸的传染性及严重性，沈金鳌《沈氏尊生书》黄疸篇已有明确认识："又有天行疫疠，以致发黄者，俗称之瘟黄，杀人最急。"虽然古代医家对黄疸的认识不够精准、确切，但通过长期的临床实践探索，形成了自己的理论体系和治疗方法。陈氏在阐发经典理论的基础上论黄疸，既尊古又而不泥古，对滥用燥剂和利湿剂的医林陋习提出批评，又融合了当时一些比较有效的临床经验，对各种黄疸强调辨证施治，体现了其守正传承的治学风格。陈氏总共罗列7首治疗黄疸的处方供读者酌情选用。考《嵩崖遵生》载有茵陈五苓散，系五苓散加茵陈、车前、木通、柴胡而成，陈氏自拟茵陈柴苓汤则融合小柴胡汤和五苓散，另加茵陈、赤芍、麦冬。陈氏是一位学验俱丰的临床医生，面对某些医生治黄疸不辨证、套用经方的现象也是毫不留情："今医治此，概用五苓套剂，岂能愈乎……今人动用苍、朴燥剂，但治其食，不治其热。疸之一字，置于何所？无怪乎治之不瘥也。更有粗工，专用针砂、绿矾等药，不思积滞虽去，津液随亡，大失治疸之体。"临证贵在知常达变，切不可墨守陈规，盲目套用经方，否则，势必徒劳无益，贻误病情。

积聚、癥瘕、痃癖、痞块

血之所积，因名曰积，积久而后发也。气之所聚，因名曰聚，聚散不常之意也。癥者，坚也，坚则难破。瘕者，假也，假血成形。痃者，左右或有一条筋脉拘急，大者如臂，小者如指，如弦之状，故名曰痃。因气而成也。癖者，隐在两胁之间，时痛时止，故名曰癖。痰与气结也，名色虽多，而痞块二字，可以该之。欲知治痞块之法，详察五积，其理自明。肝积居于左胁，大如覆杯，名曰肥气。久不愈，令人发呃，痎疟连岁不已。心积居于脐下，上至心下，其大如臂，名曰伏梁。久不愈，令人烦心。肺积居于右胁，大如覆杯，名曰息贲。久不愈，令人洒淅寒热，喘咳成痈。脾积在胃脘右侧，腹大如盘，名曰痞气。久不愈，令人四肢不收，发为黄疸。斯四积者，从何而生焉。盖因饮食不消，着于气怒。痰行过其处，必裹一层。血流过其处，必裹一层。痰血共裹之，则不能不成块矣。但上部气多血少，不致治①而成痞。治以化痰为主，而活血兼之，宜用消积二陈汤。若痛无形质，不时而发者，非痃即癖，宜用柴胡疏肝散。至于肾积居于脐下，在女子多因血滞不行，男子多因食积所成。按之不移，方为积病。因于血者，宜用加味柴物汤。因于食者，宜用二陈消食之剂。至若活而成痞，千金保命丹，大有殊功。秦越人云：肾积居于脐下，上下无时，有若江豚拜浪，名曰奔豚。久不愈，令人喘急，骨痿少气。据此看来，又有积散不常之意，不可以积名也。此因下焦虚寒，寒气从腰而入，自后冲前，所以小腹作痛，宜用桂枝独活汤，温经散邪为主，不用大补。《内经》云：凡治积块，衰其大半而止。块去须大补。若必欲攻之无余，多致积散成臌。至于脾气大虚，神思倦怠者，当以大补元气为主，正气盛则邪气自退，此不易之法也。内热不受补者，脉来弦数者，极为危笃难医。虽然积块固属实症，倘按之无形，多因

---

① 治：原抄本作"活"，据医理改。

七情气滞，肠中汁沫，与气相抟，故作痛也，亦用加减柴物汤。

消积二陈汤

陈皮　半夏　白茯苓　甘草　杏仁　枳实　玄明粉　石菖蒲　归尾　赤芍

内热加黄芩，有滞加厚朴，痛甚加莪术。

柴胡疏肝散

柴胡　黄芩　半夏　甘草　陈皮　白茯苓　白芍　香附　枳壳　玄胡

内热，加山栀。

加味柴物汤

柴胡　黄芩　半夏　甘草　当归　川芎　白芍　熟地　香附　玄胡

桂枝茯苓汤

陈皮　半夏　白茯苓　甘草　香附　桂枝　细辛　独活

肾积奔豚，乃寒气从腰眼而入，肠中汁沫凝聚作痛，故用二陈以行汁沫，桂、辛、独活以散外邪，不可妄补！

【点评】积聚、癥瘕、痃癖、痞块皆为中医古病名，现今临床已较少应用。在西医学的范畴内，这4个中医病症究竟都是什么病，难以清晰认定，只能说大致相当于一些西医所谓的疾病，譬如胃炎、肠梗阻、肝硬化、胆囊炎、肾炎等，古今病名之间是不能完全划等号的。由于西医学的诊断技术越来越先进，新的疾病谱也是层出不穷，然而，治疗的手段似乎相对滞后，往往还找不到有效的治疗药物。这时如果能淡化西医病名的概念，按照中医的思维去辨证论治，或许会有较好的疗效。

癫 狂

狂者，狂乱而无正定也，狂叫奔走，人难制伏，甚则登高而歌，弃衣而走，逾垣上屋，詈骂不避亲疏。此症虽属有痰，但痰多火多，当以清热为君，化痰为佐，宜用清火化痰汤，大解心胃之热。大便结燥者，可用滚痰丸下之。清热之后，邪热未净者，宜用柴胡芍药汤。如脉来沉细，宜用六君健脾汤。狂病原属实热，脉宜洪大有力，沉细则危，法当禁其饮食，不可与癫症同治也。癫病，语言谵妄，喜笑不休。此因抑郁不遂而成，脉宜沉小无力，不宜洪大，治用六君健脾汤。盖此病多由食积生痰，天麻、胆星等药服之无效。气顺痰消，又宜八味地黄丸，大补先天元气。此不易之法也。经云重阴者癫，重阳者狂，乃辨症不二法门。

清火化痰汤

黄芩　黄连　山栀　贝母　栝蒌霜　枳实　苏子　桔梗　赤芍
麦冬

滚痰丸

大黄八两　黄芩八两　沉香五钱　礞石煅，一两

此方实人可用，虚者误服立死。

六君健脾汤

人参　白术　白茯苓　甘草　陈皮　半夏　枳壳　厚朴　杏仁
泽泻　炮姜

【点评】癫狂，中医病名。它是一种精神失常疾病，中医认为

癫狂系由七情内伤、饮食失节、禀赋不足，致痰气郁结，或痰火暴亢，使脏气不平，阴阳失调，闭塞心窍，神机逆乱所致。严格来讲，精神分裂症属于狂，癔病则归为癫。黄元御在《四圣心源》是这样阐述其病因病机的："癫狂者，即惊悸之重病也……劳伤中气，土湿木郁，则生惊悸。湿旺痰生，迷其神智，喜怒悲恐，缘情而发，动而失节，乃病癫狂"。癫狂发作期痰迷清窍为主要矛盾，化痰、滚痰乃急则治其标之法，而癫狂缓解期应当燥湿培土，故六君健脾汤才是治本之方。此外，王清任也有一首癫狂梦醒汤，适用于痰气郁结、气血凝滞的癫狂证，也有较好的治疗效果。

痫症

痫病发则仆地，闷乱无知，啮舌吐沫，角弓反张，手足搐搦，或作六畜之声。古有猪、羊、牛、马、鸡痫之分，以应五脏，亦可不必。风痰鼓其窍道，其气自变，譬之弄笛者，六孔闭塞不同，而宫商各别也。脉来洪数者，症属于阳，宜用舒中二陈汤，后以清痫二陈汤加减调治。脉细无力者，症属于阴，治之难愈，宜用六君健脾汤，八味地黄丸亦所必用也。此病痰伏心包，全要胃气清虚，方能健运。日用饮食，只宜少进。肥甘厚味，不宜屡尝。

按：肥甘血肉均含毒质，无病患食之，每生脾胃痼疾，而况痫症尤要胃气清虚，庶免增痰助虐之虞。为医者必预言之也。

舒中二陈汤

陈皮　半夏　白茯苓　甘草　杏仁　枳壳　厚朴　山栀　黄芩

玄明粉

癫痫之病，人皆责之肝风，每用天麻、胆星等药。不知食积生痰，抑遏少阳之气，以致手足挛搐，心神昏冒。但治其食，其病即瘳。予所屡试屡验者也。

清痫二陈汤　存以备参。此方涤痰有余，痰盛者尤捷。若久病正虚，宜裁酌用之。

陈皮　半夏　白茯苓　甘草　天麻　胆星　栝蒌霜　枳实　石菖蒲　桔梗　麦冬　黄连　山栀

六君健脾汤　方见癫狂门。

【点评】陈氏对痫症的根源未予评说，但描述痫症的发作表现则甚详，尤其侧重辨阴阳治疗痫症，病属于阳者，宜涤痰开窍为主，先用舒中二陈汤，后用清痫二陈汤加减调治；病属于阴者，则用六君健脾汤，以燥湿培本。他还特别强调一点："此病痰伏心包，全要胃气清虚，方能健运。"尽管陈氏运用舒中二陈汤和清痫二陈汤治疗痫症屡试屡验，颇有心得体会，但程氏的按语还是给我们提了一个醒："此方涤痰有余，痰盛者尤捷。若久病正虚，宜裁酌用之"。久病正虚的痫症，不宜一味消导攻伐，应当酌情配伍扶正固本之品。

三消

《内经》曰：二阳结谓之消。东垣曰：二阳者，阳明也。手阳明大肠主津液，若热则目黄口渴，乃津液不足也。足阳明胃主血，若热则消谷善饥，血中伏火，乃血不足也。结谓热结也。虽有三消之分，其原皆本于胃。土者，万物所归，无所不有。凡煎炒炙煿，过饮醇酒，助其胃火，耗竭津液，传于气分，则为上消。传于血分，则为下消。若房事樽节①，阴气未损者，燥热只在胃经，但见消谷善饥而已。上消其病在肺，舌上赤裂，大渴引饮。此因胃火先传于肺，心复继之。经云：心移热于肺，传为膈消。举其最重者而言，其实先由胃火而起也。中消其病在胃，善食而饥，自汗时出，大便坚硬，小便频数，亦有口干饮水者，较之上消下消为少耳。今医治此，俱有甘露饮子，非不有理，但滋阴养血，落后一层，而清热生津，尤为急着，柴胡芍药汤，良不易也。仲景治伤寒论云：口渴者，风发也，以饮食消息止之。见得口中作渴，不但胃火所使，而肝胆风热亦复乘之，徒求药石，不能速愈。须以饮食之中，甘蔗梨汁，频频食之，庶可免死。此亦治消渴之妙法也。此言历练有准，非虚伪浮夸之谈。下消其病在肾，耳叶焦枯，小便如膏，其中伏有至理，人所不知。盖小便如膏，似属肾虚，凉药治之无益。不知肾消一症，不但胃热下流，而心之阳火，亦因下趋于肾，宜用当归六黄汤，或六味地黄汤，加犀角以治心火，其消乃愈。向使见其遗精，不敢用凉，岂不误乎！《总录》云：未②传能食者，必发脑疽背疮，为其邪火太盛也。不能食者，必传中满臌胀，以其治之太过，上热未除，中寒复生也。岐伯曰：脉实病久可治，脉弦小病久不可治。盖洪数之脉，邪火有余，津液犹未枯竭。若脉细无力者，津液既绝，胃气亦亡，故不可治。不得已而药之，宜于柴芍汤中，加入人参，甚则八味地黄丸，或可起死。

---

① 樽节：节省。樽，通"撙"。
② 未：原抄本作"末"。

柴胡芍药汤

柴胡　黄芩　花粉　甘草　白芍　麦冬　知母　黄连

上消中消，气分病也，不可骤用血药，惟此方最合。每日再用蛤蜊煎汤饮之，大有奇效。中消大便不利，本方去黄连，加大黄以微利之。按：阐发三消之蕴，明若燃犀。

甘露饮

天冬　麦冬　生地　熟地　茵陈　枇杷叶　黄芩　苡仁　石斛　甘草　山栀

一方无茵陈、山栀，用枳壳。

当归六黄汤

当归　黄芪　黄芩　黄连　黄柏　生地　熟地

【点评】以三消立论，始自《内经》，但三消作为病名似不多见。程云来按："阐发三消之蕴，明若燃犀。"一提到三消，学中医的人都会想到糖尿病，因为典型的糖尿病确实有"三消"的症状，所以过去的教材也几乎将糖尿病与三消画上了等号。尽管学术界普遍持反对意见，认为不能把二者简单等同在一起，但本篇对于某些早期糖尿病的治疗仍具有指导和借鉴意义。

霍乱

霍者，挥霍眩晕。乱者，心神烦乱。若上吐下泻，不烦乱者，谓之吐泻，非霍乱也。夫霍乱之因，由于暑食伤脾，中州郁结，清气不得上升，浊气不得下降。先心痛则先吐，先腹痛则先泻。心腹俱痛者，则吐泻齐作。初起之时，脉多代结，或见沉细，最难辨其寒热。大法口渴转筋，知其为热，宜用清暑化滞汤。至于霍乱已除，转筋不愈者，水谷之气，传于肝经，热伤其血，则大筋为之软短，湿伤其筋，则小筋为之弛长。宜于消食之中，佐以木瓜、苡仁、黄芩、麦冬、当归、白芍，无不应也。但男子之筋聚于阴器，女子之筋聚于乳头。男子用手扯其阴器，女子用手扯其两乳，可免转筋入腹之死。又有阴邪霍乱者，脉沉细缓，肢凉唇青。此因冷物伤脾，气不宣通，宜用厚朴温中汤。更有干霍乱者，欲吐不得吐，欲泻不得泻，心腹绞痛，须臾即死。当以手探①吐之，方可用药。其间冷热之治，亦与前症无异也。凡患此者，不可与之饮食。一周时许，热退身凉，方可少与米饮，助其元气。若痛止即食，病再复来，勿归咎于医也。《脉诀》云：霍乱之脉见微迟，气少不语，大为难医。盖言暑伤于气，正气欲脱，故难治也。

清热化滞汤

枳壳　厚朴　山楂　杏仁　半夏　黄芩　赤茯苓　桔梗　枇杷叶
麦冬

转筋倍加木瓜。治热霍乱主剂，他如热甚加川连、吴萸，除楂、朴，方为合拍。要在辨其有食滞否。

厚朴温中汤

厚朴　枳壳　杏仁　半夏　桔梗　炮姜　甘草　藿香　香薷
陈皮

按：寒霍乱此方尚欠斟酌，果系三阴经证，宜从治中汤，甚则四

---

① 探：原抄本作"挽"，据医理改。

逆汤、白通汤，皆可随证选择而用，惟藿、薷、枳、桔，应在删除之列，盖邪既入阴，挽之犹恐不及，岂可再事耗散其真气哉？

【点评】霍乱多发生于夏秋季节，患者又大多有贪凉和进食腐馊食物等情况，如《丹溪心法·霍乱》篇所说"内有所积，外有所感，致成吐泻"。医家多认为霍乱主要由于感受暑湿、寒湿秽浊之气及饮食不洁所致。陈氏遵从传统的中医思维，主要从寒热来辨识霍乱，分别用清暑化滞汤和厚朴温中汤治疗，并提出了一个治霍乱转筋入腹的应急方法："男子用手扯其阴器，女子用手扯其两乳，可免转筋入腹之死"。他特别强调在霍乱的治疗过程中患者须禁食一周："凡患此者，不可与之饮食。一周时许，热退身凉，方可少与米饮，助其元气。"

疟疾

虚人产妇，病后瘰怯，俱有寒热似疟，必须辨明，方不误治。似疟脉来虚濡而数，不甚弦急，疟脉弦实，自可辨也。戴氏曰：寒热发作有期者，疟也，无期者非也。此亦辨之甚明，最宜体认。盖少阳乃东方甲木之象，故其脉主弦。不但初病如此，即久疟正虚，脉不鼓指，而弦象亦隐然在内。东垣云：夏伤于暑，秋必痎疟。夫暑为热邪，热则流通，何至伏藏于秋？必其人汗出遇风，或用冷水灌汗，暑邪藏于肌肉。半在于表，半在于里，正当少阳部分。至秋金气下降，暑欲入而阴据之，则激而生寒。暑欲出而阳据之，则激而发热。邪正相争，有残虐之意，故名曰疟。初起头疼身痛，寒多无汗者，宜用人参败毒散，加干葛、半夏之类。热多汗出者，宜用芎苏柴陈汤。发散之后，热多寒少，胸膈不宽，脉来弦滑者，痰与食积也。痰食在胃，荣卫从出之原，闭塞不舒，所以肌表之中，郁而生热，宜用柴陈化滞汤。若口中作渴者，由少阳而入膀胱之腑，热入膀胱，必伤津液，宜用柴苓汤，导暑从小便而出。然柴苓汤一方，原为小便短少而设。如小便自利，渴欲饮水者，邪传阳明胃经，宜用柴胡芍药汤。仲景云：脉弦数者，风发也，以饮食消息止之。谓弦数之脉，热极生风，必侮土而伤其津液。由少阳而入阳明，两经合邪，其热倍炽，当以食物速止其热，不可徒求之于药也。梨汁蔗浆，正食中之生津者。《内经》所谓风淫于内，治以甘寒者是也。若不用此，则热之移于胃者，势必上传于肺，而为单热无寒之瘅疟。或传心包，而为寒多热少之牡疟。可不慎乎。至于发利之后，脉细无力者，宜用二母补中汤。若有痰食未净，宜用六君健脾汤，或资生丸之类，补而不愈，方可用截。所截之药，当分气血两途。热多脉数者，不受温补，宜用柴胡四物汤，加乌梅、何首乌极验。寒多脉缓者，宜用六君子汤，加人参五钱，此不截之截也。大抵截疟之法，无非收敛气血。在壮盛之体，三五发后疟势少衰，犹可用截。若虚弱之人，气道错乱，虚不归元，截之涩于他岐，屡成腹胀，不可不察也。虽然疟疾属热者多，而属寒者亦有，不可泥定是热。凡当风露卧，冷水浴澡，阴邪客于荣卫，令人寒多热少，脉来洪弦无力，着眼在无力二字。仲景柴胡姜桂汤，真良方也。若胸中作冷，畏寒减食，脉沉弦细者，其病在里，宜用香砂理中汤。总而言之，一日一发者易治，间日三日者难瘥，以其正气虚弱，涩而行迟，与邪会之时缓也。其有住一日，连发二日，或一日数发者，正气大虚，散而错乱，多至不起。发于午后，移于午前者，欲愈之兆。发于午前，移于午后者，羁迟难愈。服药宜在未发之前，发时诸经气乱，服之无效。至于饮食，俟其热退身凉一两时许，方可量与。若带热饮食，多成疟母。肥甘厚味，尤宜禁之。调摄要言。

又有疟母者，老痰食积留于胁下，按之有形，多成痎疟，连岁不已。此症脉来弦细无力，甚难别其虚实。大法积形坚大，外无怯弱诸症，脉虽沉细气滞，不能送之外出，宜用柴陈拈痛汤。若困倦喜卧，声音低小，饮食减少者，宜用香砂六君子汤，大补元气，不可误用攻伐，伤损胃气，极宜辨别。瘅疟者，热疟也，单热而无寒也。脉滑有滞者，宜消食。小便短少者，宜分利。弦数口渴者，宜生津，不可概用大寒之剂。辨症明确，用药自验。惟大渴引饮，汗多脉来洪大者，不用竹叶石膏汤，断不愈也。此即少阳、阳明两经合邪，上传于肺者也。牡疟者，寒疟也，寒多而热微也。如七分寒三分热之类，诸书俱言纯寒无热，言之误矣。发前人所未发。此即少阳、阳明两经合邪，上传于心者，邪入心包，都城震动，周身津液协力内援，重重裹撷胞内之邪，为外所拒，故令寒多热少，表间虽有微冷，膻中全是邪热。内真热而外假寒也，宜用柴陈汤，加杏仁、石菖蒲最妙。

加减败毒散

羌活　独活　柴胡　前胡　干葛　川芎　半夏　枳壳　桔梗甘草

芎苏柴陈汤

川芎　紫苏　柴胡　黄芩　半夏　甘草　陈皮　白茯苓

汗出而热不解，邪未散也，故用此方从轻解之。若困倦无神，胸不宽畅，脉细无力，竟用六君健脾汤。

柴陈化滞汤

柴胡　黄芩　半夏　甘草　陈皮　白茯苓　枳壳　厚朴　山楂赤芍

二母柴苓汤

知母　贝母　柴胡　黄芩　半夏　甘草　赤茯苓　泽泻　赤芍

柴胡芍药汤

柴胡　黄芩　花粉　甘草　白芍　麦冬　知母

二母补中汤

知母　贝母　人参　白术　黄芪　甘草　当归　陈皮　升麻　柴胡

资生丸　方见痢门。

加味柴物汤

柴胡　黄芩　半夏　甘草　当归　川芎　白芍　熟地　何首乌　知母　麦冬　乌梅

三阴痎疟，用此不截而截。

柴胡姜桂汤

柴胡　黄芩　半夏　甘草　干姜　桂枝　厚朴　山楂　陈皮

柴陈拈痛汤

柴胡　黄芩　半夏　甘草　陈皮　白茯苓　枳壳　厚朴　玄明粉　香附　鳖甲　归尾　赤芍

香砂六君子汤

人参　白术　白茯苓　甘草　半夏　陈皮　藿香　香附　砂仁

寒甚者，宜加姜桂。

竹叶石膏汤

麦冬　知母　石膏　人参　粳米　灯心　生姜　竹叶

合小柴胡汤，用之更妙。按：治瘅疟其效尤捷。

【点评】陈氏不仅引述戴元礼的观点，将疟疾与其他表现出往来寒热的疾病做了鉴别，而且援用李杲原文阐述疟疾的发病机制："东垣云：夏伤于暑，秋必痎疟"。但是，从陈氏具体展开的分析和用药来看，似乎又不是在谈真正意义上的疟疾，很可能就是一个类似疟疾的伏暑证。譬如陈氏用柴陈汤治内真热外假寒的疟疾："此即少阳、阳明两经合邪，上传于心者，邪入心包，都城震动，周身津液协力内援，重重裹撷胞内之邪，为外所拒，故令寒多热少，表间虽有微冷，膻中全是邪热"。尽管他的病机解释发前人所未发，也能自圆其说，然而，此疟疾的真实性还是令人生疑。其实，在陈氏之前的明代医家已开始进行深刻反思，如王肯堂《证治准绳》对疟疾的易感性及南北地域差异有所观察："南人不以患疟为意，北人则畏之，北人而在南方发者尤畏之。"张景岳《景岳全书》进一步肯定疟疾是因感受疟邪所致，而并非痰、食引起，对"无痰不作疟""无食不作疟"之说也做了批驳。王、张二氏均为明代著名医家，陈氏未及时借鉴他们的观点来补强自己的短板，实在令人惋惜。

痢疾

《脉诀》云：痢疾脉沉细者生，洪大者死。此言久病也。初起之时，元气未虚，谷气尚强，其脉未有不滑而大者。惟久病之后，元气已虚，谷食又少，故脉宜沉细，不宜洪大也。夫痢疾之起，由于暑食伤脾，不能运化，并于血分，作成痢疾。其色红者，从食中之热化。其色白者，从食中之冷化。不可以赤为热而白为寒也。治之当分表里。丹溪曰：恶寒发热，身首俱痛，是为在表，在表则当散暑。邪入里，必由皮肉而及筋骨，由筋骨而入肠胃。今寒热身痛，表邪未净也。若但清胃化滞，不及其表，则表间之邪，势必尽从里出，何日可解。柴胡化滞汤，诚表里两解之良剂也。治挟表痢大有捷效，屡试屡验。喻氏逆流挽舟法即此方加减。古方用人参败毒散，责之太阳，而不责少阳，未免求之太远矣。至于后重窘迫，腹痛急坠，是为在里。在里则当下，宜用朴黄丸下之。然欲用下药，必在两三日之间，元气未虚，脉犹有力，方可用下。若日久痢多，脉来无力，虽有后重，气虚下陷，与初起者不同，不可妄下。至于外无头疼身痛，内无里急后重者，宜用芩芍调中汤。黄芩能敛大肠之气，白芍能敛大肠之血。痢疾便红，非此不愈。然患痢之人，多由饮食不节，旧积未尽，新谷又多，往往然也。若见胸中不宽，芩芍未可骤用，恐其收敛饮食，愈加其痢。通调之后，合当大补元气。但痢家气虚者固有，而阴亏者亦多。下多亡阴，脏腑虚燥，大渴欲饮，脉来细数，宜用芍药健脾汤。但止其渴，其痢自愈。若是阳虚，脉必洪大无力，宜用芩芍补中汤，或用资生丸。补而不愈，方可再行兜涩，不可骤用粟壳等药。恐积滞不尽，而成胀满，病愈甚也。每成休息痢，皆由兜涩早耳。虽然肾有胃关，未可久痢而胃不损者，凡四君、归脾、十全补中皆补脾虚，未尝不善。若病在火衰，土位无母，设非桂附大补命门，以复肾中之阳，以救脾家之母，饮食何由而进？门户何由而闭？真元何由而复耶？若畏热不前，仅以参术补土，未见痢之能愈也。此皆治热痢之法，而沉寒者亦有，不可泥定是热。平日元气虚弱，口食生冷凉物，以致胃寒下痢，脉来沉细无力，四肢厥冷，可为辨也，宜用理中化滞汤。不但冷痢如此，即热症变冷者，亦往往有之。李东垣云：久痢不止，着眼久痢二字。各症不减，或反加重，竟作虚治，用补中汤，加炮姜，一升一补，虚回而痢自止。如小腹重坠，切痛奔豚，加肉桂、破故纸，诚确论也。痢家虽不禁食，只宜清淡柔烂，少吃为妥，生冷面食，俱不相宜，厚味尤当禁之。至于五色兼下者，如鱼脑髓者，或下烟尘屋漏水者，大孔如竹筒，唇似朱涂者，皆难治之症也。又有热毒痢者，水谷倾囊而出，一昼夜间八九十行。此则肠胃为热毒所挠，宜从里治。里急后重者，宜用大黄黄连甘草大剂下之。若无里急后重，宜用芩芍调中汤，加黄连肉桂。盖暑邪据于肠胃，凉药入口，隔拒而不纳，少加肉桂，引凉药直达热所，有如向导之兵，人所不知者也。若脉来沉细无力，八九十行者，又为气虚下陷，非前法所可治也。下痢噤口者，胃中湿热之毒，熏蒸清道而上，以致胃口闭寒，不欲饮食。古方仓禀汤，散其内中热毒，非散表也。后以仓连人参汤，频频与之。服之不应者，多主于死。初起胸中不宽，不欲饮食者，胃中有痰有食，非噤口也。又有血痢者，纯红散血，不与粪杂，故为血痢。若有血又有粪者，谓之便血，非血痢也。此因饮食伤脾，中州郁结，不能摄血，所以血从大孔而下，亦用芩芍调中汤。若脉来细数，胸中如故者，宜用柴胡四物汤，加地榆、乌梅之类，勿以血痢为拘耳。丹溪云：先水泻而后便脓血者，脾传肾也，为贼邪，治之难愈。先脓血而后水泻者，肾传脾也，为微，治之易痊。论虽如此，又当看其轻重。先泻后痢，固为难治。若下痢不甚，岂难治乎！先痢后泻，固为易治。若泻多不止，岂易痊乎！世有痢兼疟者，当以治痢为主，不必治疟。若疟后变痢，发泄已尽，必无暑热之毒，宜以资生丸调理。其有恣意饮食，酿成痢疾者，又不拘于此例也。

柴胡化滞汤

柴胡　黄芩　甘草　丹参　当归　枳壳　厚朴　山楂　木香槟榔

柴、芩、甘草，用之以治暑也。枳、朴、山楂，用之以消食也。

河间曰：行血则便脓自愈，故用丹参、当归。调气则后重自除，故用木香、槟榔。此方不但初病宜用，即久痢身热者，亦宜用之。《金匮》云：下痢脉反弦，身热汗出者自愈。夫久痢之脉，深入阴分，沉细微弱矣，忽然而转弦脉，全是少阳生发之气。用此逆流挽舟，邪从外散，宁不愈乎！若脉沉细滑，表里无热者，脾气郁结，加藿香一钱，更有殊功。

朴黄丸

大黄四两，酒煮　厚朴二两，姜汁炒

芩芍调中汤

枳壳　厚朴　山楂　黄芩　白芍　丹参　桔梗　槟榔　泽泻
热盛加酒炒黄连。

芍药健脾汤

山药　扁豆　石斛　萎蕤　沙参　白芍　陈皮　白茯苓　山楂
神曲　花粉

连芍补中汤

人参　白术　甘草　黄芪　陈皮　升麻　柴胡　白芍　黄连
久痢宜忌当归，以其润下故也。去升、柴，加阿胶、地榆尤妙。

资生丸

人参三两　白术二两　甘草一两　白茯苓两半　山楂二两　神曲二两
麦芽两半　陈皮两半　桔梗五钱　山药两半　扁豆三两　苡仁三两　藿香五钱　芡实两半　泽泻五钱　黄连三钱五分　白蔻三钱五分
蜜丸弹子大。

理中化滞汤

人参　白术　炮姜　甘草　砂仁　厚朴　藿香　陈皮
寒甚加肉桂。

仓廪汤

人参　白茯苓　甘草　羌活　独活　柴胡　前胡　川芎　枳壳　桔梗　陈仓米　石莲肉

本方不用人参，服之无效。脉沉者，宜加藿香。

仓连人参汤

黄连七钱　陈仓米三钱　人参五钱

脉洪实者，去人参，名仓连煎。

外治法

用大田螺一枚，捣烂如泥。入射一厘，纳入脐中。引热下行，胃即开矣。此法曾经试之，效捷。

香连丸

木香一两　黄连二两

【点评】《内经》称痢疾为"肠澼""赤沃"，指出感受外邪和饮食不节是两个致病的重要环节。《难经》称之为"大瘕泄"，指出"大瘕泄者，里急后重，数至圊而不能便"。《伤寒论》《金匮要略》将痢疾与泄泻统称为"下利"，其治疗痢疾的有效方剂白头翁汤等一直为后世沿用。东晋葛洪《肘后备急方》有"天行毒气，夹热腹痛下痢"之说，首次以"痢"称痢疾，并逐步为后世医家所接受。《备急千金要方》称本病为"滞下"。宋代《济生方》正式用"痢疾"病名："今之所谓痢疾者，古所谓滞下是也"。《丹溪心法》进一步阐明痢疾具有流行性、传染性，指出"时疫作痢，一方一家，上下相染相似"，并论述痢疾的病因以"湿热为本"，提出通因通用的治痢原则。至清代已有痢疾专著出现，如吴道琼的《痢症参汇》、孔毓礼的《痢疾论》等。

从该篇痢疾专论不难看出，陈氏不仅博览群书，引经据典，而且勤于实践，融会贯通，所以读罢令人醍醐灌顶，获益匪浅。其中的柴胡化滞汤、理中化滞汤、苓芍调中汤、连芍补中汤、芍药健脾汤都是陈氏原创的经验方，尤其是柴胡化滞汤治痢疾，陈氏自谓能"用此逆流挽舟"，故程氏称赞其"治挟表痢大有捷效，屡试屡验。喻氏逆流挽舟法即此方加减"。

泄泻

泄泻者，胃与大肠之病也。此因饮食不调，脾胃不能运化，小水并于大肠，故令作泻。脉来沉滑，腹中作痛，宜用胃苓汤加减，以其积滞在胃，气不宣通，稀粪旁流故也。若久泻不止，脉沉细缓，按之无力者，是为脾虚，宜用健脾丸、参苓白术散之类，甚则用八味地黄丸，补命门火以生脾土，此不易之法也。但泄泻之病，虚寒者固有，而虚热者亦多。如下多亡阴，津液不足，脉来细数无力，甘温毫不可投，宜用脾肾双补汤。此外又有数症，条分缕析，治之方不误耳。积泻者，腹痛而泻，泻后痛减，泻去稍宽，偶然而起者，谓之食泻，法当消食分利。若不时举发，定因脾土虚弱，不能运化，以致食停作泻，初起必先消食，方可用补用温。世人概言脾泻骤用温补，非也。大约脉实有力，宜用胃苓汤。脉细无力，宜用半消半补。脉之有力为实，无力为虚。痰泻者，或多或少，或泻或不泻，中焦有痰，饮食入胃，裹结不化，所以作泻。脉滑有热者，宜用枳朴柴陈汤。脉来弦细无力，宜用香砂六君子汤。火泻者，腹中痛一阵，泻一阵，后去如汤，后重如滞。此因湿在肠胃之中，火在肠胃之外，宜用清热柴苓汤。甚则完谷不化者，火性急速，不及传化故也。冷泻者，鼻吸风寒之气，口食生冷之物，皆能作泻。此暴病也，宜用香砂理中汤。若久泻之后，脉细皮寒，病涉大虚，宜于前方更加桂、附。若加之以不食，危笃难医，至于完谷不化，初起犹为胃寒，治之可愈，久则胃气已绝，断主于死。湿泻者，腹中不痛，所泻皆水，辨证精详。或遍身发肿，身热脉数者，病属于阳。分别阴阳不紊。初起宜用分消饮，久以柴苓汤主之。若肢冷脉细，元气大虚，宜用消肿健脾汤，即金匮肾气丸亦宜服也。又有肺燥作泻者，人所不知，秋伤于燥，内热咳嗽，肺中之火无处可宣，传于大肠，故令作泻。宜用清金润燥汤，润肺兼润其肠，则泄泻自止。若误认脾虚而用温补，非徒无益，又害其肺也。治者详之。又有脱泻者，水谷皆下，日有百次，不但糟粕泻尽，并肠中所蓄之黄水，俱已竭尽而无余，所以平人时泄黄水，即是脾坏之候，皆主于死，不易治也。

加减胃苓汤

苍术　厚朴　陈皮　甘草　赤茯苓　猪苓　泽泻　山楂　桔梗

平胃而用苍术，取其雄壮上行，发越脾气。脾气一行，则郁结自开。若单用沉降之药，胃反不能开也。但脉来沉缓者可用，滑数者勿与，以其燥能助火故也。至于猪苓虽能渗湿，脾湿不甚者，服之必伤肾水，不可轻用。若两肋作胀，因于气郁者，宜加香附、青皮之类。

健脾丸

人参二两　白术三两　白茯苓二两　甘草一两　山药二两　扁豆三两
芡实三两　莲肉二两　泽泻一两　陈皮一两　山楂三两

参苓白术散

人参　白术　白茯苓　甘草　山药　扁豆　苡仁　桔梗　砂仁
莲肉

脾肾双补汤

人参 山药 扁豆 车前子 白茯苓 白芍 姜蕤 菟丝子 杜仲 山萸 白蔻 石斛

枳朴柴陈汤

柴胡 黄芩 半夏 甘草 陈皮 白茯苓 枳壳 厚朴 赤芍

香砂六君子汤

人参 白术 白茯苓 甘草 陈皮 半夏 砂仁 藿香 香附

清热柴苓汤

柴胡 黄芩 半夏 甘草 赤茯苓 猪苓 泽泻 山栀 赤芍

香砂理中汤

人参 白术 炮姜 甘草 香附 砂仁 藿香

滞多加厚朴。

分消饮

羌活 白芷 柴胡 川芎 枳壳 山楂 陈皮 猪苓 泽泻

热盛加山栀、黄芩。

消肿健脾汤

人参 白术 白茯苓 甘草 车前子 泽泻 厚朴 苡仁 炮姜 附子 陈皮 山药

凡久泻脾虚以及发肿，俱宜用此。

清金润燥汤

沙参 姜蕤 苡仁 山药 石斛 黄芩 白芍 桔梗 甘草 地骨皮 陈皮 芡实

八仙糕 痢后调理脾胃良方

白术 四两　白茯苓 四两　山药 八两　扁豆 八两　芡实 八两　莲肉 八两 苡仁 四两　老米粉 二斤　白糖 二斤

四神丸

肉果二两，煨熟去油　　补骨脂四两　　五味一两　　吴茱萸水浸，炒，一两

姜煮红枣为丸。补命火、益脾肾要剂。

【点评】陈氏论泄泻证治洋洋洒洒近千字，颇为详备，不仅说理透彻，言简意赅，而且处方严谨，用药精到，犹如教材一样。陈氏认为泄泻之病，虚寒者固有，而虚热者亦多，必须条分缕析，治之方不误耳。陈氏云："世人概言脾泻骤用温补，非也。"他不仅对当时脾泻滥用温补之法予以批评，而且还提出了创新性的观点："又有肺燥作泻者，人所不知，秋伤于燥，内热咳嗽，肺中之火无处可宣，传于大肠，故令作泻。宜用清金润燥汤，润肺兼润其肠，则泄泻自止。若误认脾虚而用温补，非徒无益，又害其肺也。治者详之。"八仙糕其实就是一种食物点心，除米粉和白糖外，另外7味都是药食两用之品，不仅口感较好，而且健脾益胃，故程氏所加"痢后调理脾胃良方"的按语是十分贴切的。总之，泄泻貌似小疾，然小中见大，有时一个泄泻也可能是不治之症："平人时泄黄水，即是脾坏之候，皆主于死，不易治也。"所以，作为医生对于某些病症的预后也要尽量做到心里有数。

疝气

夫疝者，痛也。重坠如山，故名曰疝。皆厥阴肝经之病，与肾经绝无干涉。自《素问》而下，皆以为寒。东垣、丹溪以为先有湿热，又被风寒外束，所以作痛。然疝有多端，不可以湿热尽也。即以湿热

言之，初起睾丸肿大，恶寒发热，脉来弦数，不时举发者，奔走劳碌，饮食郁结，水谷之气，陷于至阴，即为湿热，非水谷之外又有湿热也。诸书泛言湿热，而水谷之气毫未言及，所以治之不应。予从《金匮》论中，见其言疝言脚气，以及腿缝生核，胕肿不消，皆言水谷之气下注，则疝气之由食积明矣。其寒热脉数，全是劳倦伤脾，气道错乱，失其运行常度，郁生寒热诸症，岂尽感于风寒乎。予用柴葛二妙汤，散其劳倦之火，继以柴胡化滞汤，消其食积。不但目前立愈，并疝气之根永除，不复作矣。此古人隐而不发之义，经予一言道破。治疝之法，了无疑义也。又有微寒微热，脉虽洪弦，按之无力者，气虚下陷，与前症迥不相同。宜用橘楝①补中汤，其肿自消。以上二症，卵皮虽肿，其色如故。若红肿大痛者，谓之囊痈，热多湿少，血热下注，日久血化为脓，最难调治。初用清肝渗湿汤，七八日后，肿而不溃者，宜用滋阴内托散。已溃之后，全要睾丸悬挂，毒从外散，可保无虞。若囊皮脱落，连及睾丸，法在不治。此皆疝家常见之症。而亦有不恒见者，条分于左，以备采用。

七疝症治

寒疝者，囊冷如冰，坚硬如石，阴茎不举，或控睾丸而痛。此因坐卧石地，寒月涉水，外感寒湿而然，脉沉细缓者，宜用补中汤加桂枝、细辛之类。若脉来滑大有力，标寒束其本热也，亦用柴葛二妙汤。若原有疝气反缩入内，聚于小腹疼痛异常者，阴寒夹食，积聚不通，宜用蟠葱散。

水疝者，皮色光亮，状如水晶，脉来弦数者，病为阳水，宜用龙胆泻肝汤。恐其肿痛不消，必致作脓，脉沉细缓者，又为阴水，宜用

---

① 楝：原抄本作"练"，据医理改。下同。

五苓散。

筋疝者，阴茎肿胀，挺纵不收，或有白物如精，随溺而下，得之春方，邪淫所使，龙胆泻肝汤、清肝渗湿汤俱可量用。日久病深，宜用滋阴地黄丸。

血疝者，状如黄瓜，居阴毛之上，俗名便痈者是也。若在腿缝之上，左为鱼口，右为便毒，非血疝也。治之之法，亦照囊痈调理。

气疝者，不痛不痒，但觉肿坠，此因气怒郁于下焦，宜用柴胡平肝汤。日久气虚，亦用橘楝补中汤。其在小儿名为偏坠，得之父精怯弱，强力入房，因而有子，胎中病也，亦用橘楝补中汤。

狐疝者，昼则肿坠，夜则入腹，按之有声，如狐之昼出而夜归也，故名狐疝，治之难愈，橘楝补中汤、八味地黄丸审而用之。

癫疝①者，阴囊胀大如升如斗，俗名沙痣是也。每见身死之后，疝气全消。可见阴囊之大，全是气虚下陷。苟于未大之前，常服橘楝补中丸，亦可免其渐长。不可误认水肿，妄用针刺。景岳以疝病属气不疏，治宜舒气为主，是创言也。若遇七疝，皆属气凝，治以舒气，则凝者散，而疝自愈矣。

柴葛二妙汤

柴胡　黄芩　半夏　甘草　干葛　赤芍　苍术　黄柏　枳壳　厚朴　川芎　香附

橘楝补中汤

人参　黄芪　白术　甘草　当归　陈皮　升麻　柴胡　橘核　川楝子　白芍　小茴香

此方虽能升提下陷，气虚甚者，无参则不效。

---

①　癫疝：泛指寒湿下注所引起的阴囊肿大。

清肝渗湿汤

当归　川芎　白芍　熟地　柴胡　黄芩　山栀　龙胆草　花粉
甘草　泽泻　木通

热盛加黄连。治疝气偏坠肿不可忍附方：槐子一钱炒黑色为末，
入盐三分，空心黄酒调服。

黄酒调服。

滋阴内托散

当归　川芎　白芍　熟地　黄芪　泽泻　皂角刺　穿山甲

又方杏仁去皮尖　茴香各一两　葱白焙干，五钱

共为末。每服五钱。黄酒调服。嚼核桃肉咽下。

蟠葱散散寒利气之主方

苍术　三棱　砂仁　丁香　肉桂　炮姜　玄胡　白茯苓　甘草
葱白

八角茴香丸

山楂　枳实　大茴　吴萸　荔枝核

龙胆泻肝汤

龙胆草　连翘　生地　黄芩　黄连　山栀　归尾　甘草　泽泻
车前子　木通　大黄

柴胡平肝汤

柴胡　黄芩　半夏　甘草　白芍　川芎　香附

【点评】西医学认为疝气即人体内某个脏器或组织离开其正常
解剖位置，通过先天或后天形成的薄弱点、缺损或孔隙进入另一
部位。常见的疝有脐疝，腹股沟直疝、斜疝，切口疝、手术复发
疝、白线疝、股疝等。应该承认古代中医对疝气认识的局限性，

但在当时的历史条件下，陈氏着力阐述疝气的根源，提出有效的治疝方法，这的确是难能可贵的。正因为他学有所本，又潜心临床，融会贯通，所以他对疝气的治疗特别自信："此古人隐而不发之义，经予一言道破。治疝之法，了无疑义也。"当然，程林的按语也是点睛之笔："景岳以疝病属气不疏，治宜舒气为主，是创言也。若遇七疝，皆属气凝，治以舒气，则凝者散，而疝自愈矣。"陈岐与程林两代医家遥相呼应，对各种疝气的发病机制及治疗方法辨证精详，理法方药，丝丝入扣，令人拍案叫绝！

脚气

脚气者，腿足肿痛也。腿足之下，乃肝脾肾三阴所主。三阴之脉，起于足之中指。若当风洗足，或汗出风吹，风邪客之，上动于气，故名脚气。初起不觉，因他病乃成，即如腿足红肿，恶寒发热，脉浮弦数者。素有风湿，又遇奔走劳役，饮食郁结，水谷之气，陷于至阴，故成此症。宜用柴葛二妙汤，散去表邪，再用宽中化滞之剂，自无不痊。大便不通者，法当下之。至于白肿不红者，其候有寒湿、风湿、湿痰之分。寒湿脉沉细缓，多因坐卧湿地，寒月涉水，湿邪在表，未郁为热，宜用补中汤加桂枝、独活之类。日久寒郁为热，不可以寒湿论也。风湿脉浮弦细，微微带数，风伤气分，未入于荣，所以白而不红。治以发散为主，不宜大凉，当用疏风胜湿汤。若夫脉来弦数，白肿不红者，此属湿痰，宜用柴陈四妙之类，不可以湿治也。又有干脚气者，不肿不红，但骨内酸痛。其候有轻重之殊，轻者痛而不甚，脉浮弦细，微微带数，亦用疏风胜湿汤。重者恶寒发热，脉浮弦急，痛而难忍，亦因水谷之气下陷，宜用柴葛二妙汤。余邪不解，可用除湿养荣之剂。外有脚丫出水，虽由湿热所使，亦必有风，当以养血除湿为主，少佐以防风、独活，方为尽致。至若足跟作痛，多属阴虚，用六味丸加苡仁、木瓜、杜仲、五加皮之类，斯得之矣。

柴葛二妙汤

柴胡　黄芩　半夏　甘草　赤芍　干葛　苍术　黄柏　厚朴　山楂　木瓜　槟榔

此即疝气门去川芎、香附，加木瓜、槟榔是也。

疏风胜湿汤

紫苏　干葛　柴胡　川芎　陈皮　半夏　前胡　苡仁　木瓜　续断　枳壳　香附　黄芩

柴陈四妙汤

柴胡　黄芩　半夏　甘草　陈皮　白茯苓　苍术　黄柏　防风　金银花　贝母　花粉　山栀

除湿养荣汤

当归　川芎　白芍　熟地　黄芩　知母　木瓜　苡仁　续断　五加皮　牛膝　杜仲　车前子　独活　防风　秦艽

【点评】中医称脚气为"脚弱"。《备急千金要方》曰："然此病发，初得先从脚起，因即胫肿，时人号为脚气。深师云：脚弱者，即其义也"。本病主要因为水寒和湿热之邪侵袭下肢，流溢皮肉筋脉；或因饮食失节，损伤脾胃，湿热流注足胫；或因病后体质虚弱，气血亏耗，经脉、经筋失于涵养所致。若湿毒上攻，心神受扰则心悸而烦，循经窜犯肺胃则喘满呕恶。《医学正传》曰："(脚气)故为治者，宜通用苍术、白术之类以治其湿，知母、黄柏、条芩之类以去其热，当归、芍药、生地黄之类以调其血，木瓜、槟榔之类以行其气，羌活、独活以利关节而散风湿，兼用木通、防己、川牛膝之类引药下行及消肿去湿。"常用方剂有鸡鸣散、济生槟榔汤、防己饮等。脚气有干脚气、湿脚气之分。湿脚气中又有寒湿脚气、湿痰脚气、湿热脚气、湿毒脚气等。此外，还有风毒脚气、瘴毒脚气、脚气冲心、脚气入腹、脚气迫肺等多种类型。柴葛二妙汤在"疝气"篇也有同名方，但药味组成与此篇中稍有不同，为此篇的柴葛二妙汤去木瓜、槟榔、山楂，加川芎、香附、枳壳。柴陈四妙汤中的"四妙"并非二妙(苍术、黄柏)加牛膝、薏苡仁，而是另加防风、金银花组成"四妙"，是四妙之又一新解。

痿症

痿者，足痛不能行也。凡人壮岁之时，气血未衰，或年及五旬，形体不甚瘦弱者。多因湿热伤脾，不能束骨，未可即以痿论也。盖热伤其血，则大筋为之软短。热伤其筋，则小筋为之弛长，所以机关不利，宜用滋筋养荣汤；脉沉细缓者，宜用独活寄生汤。至于年过五十，形体怯弱者，此属痿症无疑。《内经》曰：肺热叶焦，五脏因而受之，发为痿躄。又谓治痿必主阳明。盖言阳明胃土，为诸筋之宗。肾水不足，不能上制心火，火来刑金，无以平木，肝邪得以克贼脾土，而痿症作矣。治当补肾水之虚，泻心火之亢，使肺金清而肝木有制，脾自不伤也。大凡初起身热，脉来洪数，腿痛甚而难忍者，心火流于下焦。《内经》所谓阳精所降，其人夭者是也，宜用六味地黄汤，加犀角、牛膝、木瓜、麦冬之类。若脉来细数，痛而不甚者，宜用加味地黄汤。肥甘厚味，辛热烟酒，概不可尝，恐助肺家之火，痛愈甚也。然痿症固属肺热，若阳明气虚，宗筋失养，亦令足痿，宜用加味八物汤。至于先天命门火衰，又宜大造、地黄丸之类，不可拘于一法也。

滋筋养荣汤

当归　川芎　白芍　熟地　续断　杜仲　牛膝　木瓜　苡仁　车前　五加皮　麦冬　石斛　独活　秦皮

独活寄生汤

独活　细辛　当归　防风　杜仲　桑寄生　川芎　熟地　桂枝甘草　秦艽　牛膝　白茯苓　人参

加味八物汤

人参　白术　白茯苓　甘草　当归　川芎　白芍　熟地　阿胶续断　天冬　杜仲　山萸　枸杞　五味　黄芪

　　[点评]《景岳全书》曰："痿证之义，《内经》言之详矣，观所列五脏之证，皆言为热。而五脏之证，又总于肺热叶焦，以致金燥水亏，乃成痿证。如丹溪之论治，诚得之矣。然细察经文，又曰悲哀太甚则胞络绝，传为脉痿。思想无穷，所愿不得，发为筋痿。有渐于湿，以水为事，发为肉痿之类，则又非尽为火证，此其有余不尽之意，犹有可知。故因此而生火者有之，因此而败伤元气者，亦有之。元气败伤，则精虚不能灌溉，血虚不能营养者，亦不少矣。若概从火论，则恐真阳亏败，及土衰水涸者，有不能堪，故当酌寒热之浅深，审虚实之缓急，以施治疗，庶得治痿之全矣。"清代汪绂《医林纂要》指出湿热才是痿症的主要病因："黄柏、苍术，治痿要药也。"二妙丸中黄柏与苍术这对出自《丹

溪心法》的经典配伍，在治脚气的柴葛二妙汤、柴陈四妙汤中均有运用。但是，在滋筋养荣汤、独活寄生汤及加味八物汤3首方剂中，却没有见到此对治痿要药，这难道会是一个偶然的巧合或者疏忽？治痿独取阳明，此虽为千年不变之古训，然真正能领会其旨意者甚少，更多人在治痿症时只是考虑如何从阳明入手，而不是仅仅独取阳明就够了。按照中医理论，机关不利是导致痿症的最直接原因，而大筋软短、小筋弛长则为引起机关不利的罪魁元凶。所以，陈氏自创治疗痿症的滋筋养荣汤，不仅有充分的理论依据，而且临床疗效也非常显著。

方名索引

二画

二母补中汤　60

二母柴苓汤　60

八仙糕　68

八角茴香丸　72

人参败毒散　19

四画

分消饮　68

仓连人参汤　65

仓廪汤　65

六君健脾汤　51,53

五画

甘露饮　55

龙胆泻肝汤　72

归芍地黄汤　34

四神丸　69

宁嗽健脾汤　34

加味二陈汤　41

加味八物汤　76

加味地黄汤　8,32

加味柴陈汤　8

加味柴物汤　50,60

加味柴胡汤　20

加减八物汤　47

加减鸡鸣丸　36

加减败毒散　59

加减胃苓汤　67

加减柴陈汤　25

加减柴苓汤　20,44

加减柴物汤　39,47

加减柴葛汤　25

加减逍遥散　30

加减益气汤　8

六画

芍药健脾汤　64

芎苏柴陈汤　59

芎苏散　9

朴黄丸　64

当归六黄汤　55

竹叶石膏汤　17,60

冲和丸　42

安神化痰汤　40

七画

芩芍调中汤　64

芩连败毒散　29

苏杏二陈汤　8

辰砂六一散　17

连芍补中汤　64

连芍调中汤　17

附子理中汤　11

八画

物性相制药　42

定喘汤　36

参苏饮　8

参苓白术散　67

九画

茵陈柴苓汤　46

茯苓补心汤　9

枳朴柴陈汤　68

厚朴温中汤　17,56

香连丸　65

香砂六君子汤　12,33,60,68

香砂理中汤　38,42,47,68

香薷六君子汤　18

香薷散暑汤　16

独活寄生汤　20,76

养血健脾汤　42,47

养血健脾汤　5

活血化痰汤　38

除湿养荣汤　20,74

十画

桂枝白术汤　25

桂枝汤　8

桂枝茯苓汤　50

栝蒌枳实汤　32,44

柴陈化滞汤　59

柴陈四妙汤　74

柴陈拈痛汤　60

柴苓二妙汤　26

柴胡化滞汤　17,27,41,63

柴胡平肝汤　72

柴胡芍药汤　17,21,47,55,60

柴胡泻肝汤　24

柴胡姜桂汤　60

柴胡清中汤　28

柴胡疏肝散　50

柴葛二妙汤　20,71,74

柴葛解肌汤　44

健脾丸　67

益气健脾汤　5

资生丸　60,64

消肿健脾汤　68

消积二陈汤　50

十一画

理中化滞汤　64

黄芩清肺汤　24

黄连清心汤　24

黄连解毒汤　17

清火化痰汤　51

清阳散火汤　24

清肝宁嗽汤　34

清肝渗湿汤　72

清郁二陈汤　39

清金润燥汤　68

清胃散火汤　31

清热化滞汤　56

清热化痰汤　47

清热柴苓汤　68

清痫二陈汤　53

十二画

舒中二陈汤　52

舒中芍药汤　32

脾肾双补汤　68

滋水地黄汤　24

滋阴内托散　72

滋阴健脾丸　4

滋筋养荣汤　76

疏风胜湿汤　74

疏风养荣汤　29

十三画以上

解热柴陈汤　29

新增戊癸汤　5

新增消食健脾丸　5

滚痰丸　51

橘楝补中汤　71

蟠葱散　72